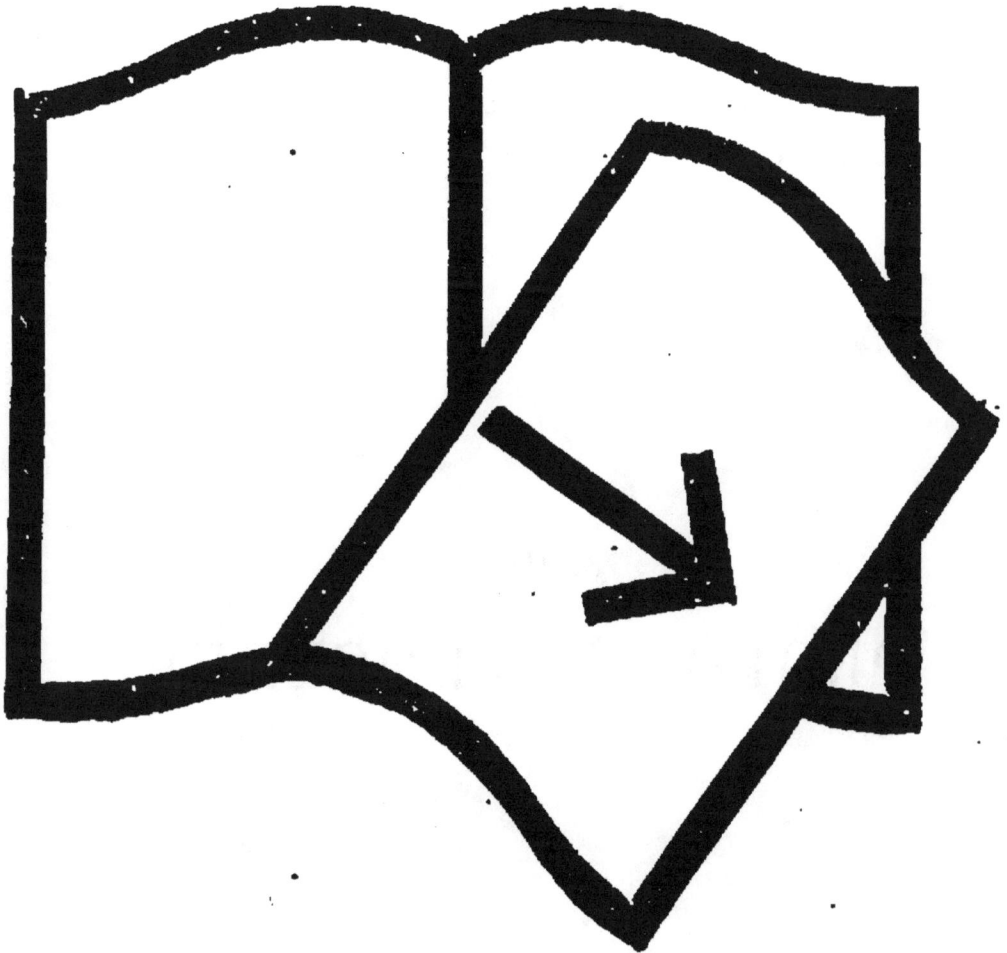

Couvertures supérieure et inférieure
manquantes.

LES

PROPOS DU DOCTEUR

DU MÊME AUTEUR :

LA PATHOGÉNIE DES OREILLONS, thèse de Paris (1877), par le Dr E. Monin, ancien interne, ancien pro. ecteur, etc.

REVUE DE THÉRAPEUTIQUE. — Depuis 1880, 5 vol. in-8° de 700 pages chacun. (E. Masson éditeur.)

JOURNAL D'HYGIÈNE, *Passim* (vol. 6, 7, 8, 9).

MONITEUR DE LA MÉDECINE — MONITEUR DE LA PHARMACIE, 1880-1885.

OBÉSITÉ ET MAIGREUR, par le Dr E. Monin, secrétaire et lauréat de la Société française d'hygiène. — 2e édit., 1883.

DEUX TRADUCTIONS ITALIENNES, par les Drs Solaro et Badaloni.

LA PROPRETÉ DE L'INDIVIDU ET DE LA MAISON. — 3e édit. en 1884, et traductions en plusieurs langues. — Brochure in-12 de 45 pages, couronnée par la Société d'hygiène et adoptée par le ministère de l'instruction publique.

LA CRÉMATION, broch. in-18, précédée d'une lettre du Dr de Pietra Santa.

TRAITEMENT DU DIABÈTE, (couronné par la Société de médecine d'Anvers). — Georges Carré, éd., 1885.

LES FIÈVRES EN SOLOGNE, conférence à la Société du Loir-et-Cher, 1884.

L'ORTHOPÉDIE, préface du traité des bandages de Rainal. (J.-B. Baillière, 1885.)

LES ODEURS DU CORPS HUMAIN DANS L'ÉTAT DE SANTÉ ET DE MALADIE, par le Dr E. Monin, inspecteur scolaire, secrétaire de la Société d'hygiène, membre de la Société de thérapeutique, etc. — 1 vol. in-16, couronné par la Société de médecine pratique, prix biennal, 1885. — Georges Carré, éditeur, 112, boulevard Saint-Germain.

IMPRIMERIE GÉNÉRALE DE CHATILLON-SUR-SEINE. — A. PICHAT.

Dr E. MONIN

LES
PROPOS DU DOCTEUR

MÉDECINE SOCIALE, HYGIÈNE GÉNÉRALE
A L'USAGE DES GENS DU MONDE

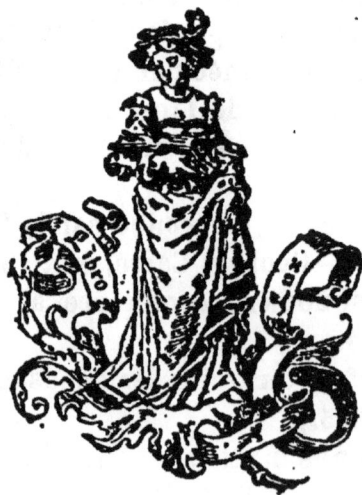

PARIS

NOUVELLE LIBRAIRIE PARISIENNE

E. GIRAUD et Cie ÉDITEURS

18, RUE DROUOT, 18

1885

A LA MÉMOIRE

DE

M. Auguste DUMONT

PRÉFACE

———

En publiant ce volume, je cède au désir de maîtres et d'amis, ainsi qu'à des demandes réitérées,
émanant d'un grand nombre de lecteurs connus ou
inconnus. Tous me disent que ces esquisses (pour
la plupart publiées dans le journal *Gil Blas*, depuis
le jour de son apparition), retrouveront, dans le
livre, une partie du succès que leur procurait la
presse quotidienne.

Si le public accueille avec faveur cette première

série des *Propos du Docteur*, je me ferai un devoir
de préparer aussitôt deux autres volumes succes-
sifs, qui comprendront l'Hygiène spéciale et la
Médecine proprement dite.

Paris, 1er mai 1885.

Dr E. MONIN.

LES
PROPOS DU DOCTEUR

LE SUICIDE

« Et partout, grandissant sous le ciel attristé,
« L'aveugle Suicide ouvre son aile sombre. »
V.H.

Si la statistique manque souvent d'exactitude et de précision, si généralement elle n'est (comme le prétendent les sceptiques) « qu'une bonne fille se donnant au premier venu », cela tient à ce qu'elle n'accuse le plus souvent que des données insuffisantes pour l'étude. Cette réflexion nous est suggérée par la lecture des documents officiels sur le suicide que publie le Ministère de la justice. Ces documents nous corroborent, en tout cas, ce fait bien connu de l'énorme augmentation du chiffre annuel des suicides. En 1879, ce chiffre est de 6,496; de 1851 à 1856, il était en moyenne de 3,369;

ce qui fait une augmentation de plus de 80 0/0 dans
une période de 24 années. Si l'on insiste sur l'étude ré-
trospective des chiffres, on trouve qu'en 1832, il y a 6
suicides par an et pour 100,000 âmes; en 1879, il y en
a 18! C'est surtout depuis 1870 que cette augmentation
progressive des morts volontaires est remarquable chez
nous. Ce fait doit-il être attribué à l'action excitante de
nos commotions politiques et sociales?

Et elle existe, cette augmentation progressive de la
mort volontaire, dans toutes les nations dites *civilisées*.
En France, elle est actuellement d'un millier par an
environ : 13,670 suicides en 1881 ! Les causes sont des
plus variées. Tantôt c'est la misère qui entraîne le dégoût de la vie. Tantôt ce sont les heureux qui se tuent,
comme le remarquait déjà, au siècle dernier, Voltaire.
Le jeu cause de nombreux suicides. L'ivrognerie, l'alcoolisme occupent également un rang élevé dans les causes de la mort volontaire. Le matin, avant d'avoir eu
recours à l'excitation factice que lui procure son *petit
verre* habituel, l'ivrogne est sombre, abattu, mal à l'aise,
dégoûté de lui-même : parfois, alors, il préfère la mort
rapide et violente aux longueurs de l'intoxication chronique par l'alcool. On remarque également la fréquence
du suicide chez les descendants d'alcooliques, et c'est
même l'un des caractères qui sont spéciaux à ces dégé-
nérés.

*
* *

Il y a quarante ans, un grand penseur, Marchal (de
Calvi) écrivait cette phrase : « La vie est devenue une

mêlée, et c'est le système nerveux qui combat. » Comme
on reconnaît l'éclatante vérité de ces paroles, lorsqu'on
lit régulièrement les journaux relatant, chaque jour,
un grand nombre de morts volontaires, accomplies
dans les conditions les plus diverses et les plus bizarres!
On dirait parfois que le suicide tendrait à revêtir la
forme épidémique, que les chercheurs peuvent trouver
consignée, çà et là, dans les annales de la science.

Les épidémies de suicide viennent de la *contagion
nerveuse* ou *par imitation*. Sans parler de celles qu'ont
décrites les auteurs de l'antiquité, nous voyons, pendant l'année 1793, treize cents morts volontaires dans
la seule ville de Versailles : cette terrible épidémie a
laissé une trace profonde dans les annales de la médecine
judiciaire. Un autre fait plus rapproché de nous et très
connu d'ailleurs, c'est celui de cette fameuse guérite,
établie dans un poste de l'Algérie, et où, pendant plus
de quinze jours, on eut à déplorer le suicide quotidien
du factionnaire...

Aujourd'hui les conditions de « contagion nerveuse »
propres à réaliser pour le suicide ce que l'on a appelé
le *milieu épidémique*, semblent être à leur maximum.
Mais les circonstances de la mort volontaire n'en
sont ni moins étonnantes ni, pour ainsi dire, moins
incompréhensibles. Le suicide n'épargne rien, pas
même l'âge le plus tendre. — En 1875, le compte rendu
de la justice criminelle enregistrait un petit suicidé de
cinq ans! Il y a peu de temps, une fille de quatorze ans
se tuait d'un coup de revolver à l'école qu'elle fréquen-
tait.

*
* *

Il faut, d'ailleurs, remarquer que, chez les enfants, le suicide subit, depuis quelque temps, une augmentation considérable; il y a sept ou huit fois plus de morts volontaires aujourd'hui chez eux qu'il y a vingt-cinq ans. La faute en est surtout (il n'en faut pas douter), à l'éducation absurde de l'enfant, « cet être inharmonique vibrant à tout, véritable joujou des nerfs ». L'éducation actuelle développe chez lui, comme à plaisir, les fonctions nerveuses, au détriment du muscle : sous cette influence, le cerveau devient de moins en moins résistant, et les émotions morales les plus futiles retentissent singulièrement sur cet organe, à tort surmené. Quoi d'étonnant que l'enfant devienne ainsi un précoce aliéné, qu'il veuille être sa Parque à lui-même, et se filer sa vie?

Le nombre des suicides augmente constamment avec la température : c'est-à-dire que l'été ouvrira les portes plus larges à la mort volontaire, et causera d'autant plus de suicides qu'il sera lui-même plus chaud...

En 1879, on trouve 29 suicides pour 100,000 célibataires, 38 pour 100,000 veufs, et 19 seulement pour 100,000 individus mariés. Ce sont surtout les célibataires, les veufs, les séparés, et (à l'étranger) les divorcés, qui se suicident. Ici encore nous voyons donc apparaître l'influence bienfaisante et régularisatrice du mariage, que l'on peut appeler le *manomètre de l'existence.*

Les citadins fournissent trois fois plus de morts volontaires que les ruraux. Paris est, de beaucoup, la capitale du suicide, surtout par pendaison et par vapeurs de charbon. Dans la statistique des campagnes on voit que ce sont les contrées les plus riches qui fournissent le plus de morts volontaires : le suicide est ainsi en raison directe de la civilisation et en rapport constant avec l'intensité du *struggle for life*. On voit aussi dans la statistique que les habitudes d'ivrognerie exercent sur le chiffre des suicides une influence incontestable, et représentée à peu près, pour 1879, par la fraction 15/100 : L'alcool se trouve donc ainsi toujours à son poste de pourvoyeur de la mort.

« L'horreur de l'homme pour la réalité, ont dit les de Goncourt, lui a fait trouver ces trois échappatoires : l'ivresse, l'amour et le travail. » L'homme traverse souvent l'une de ces *échappatoires* pour s'évader de la société par le suicide. C'est ainsi que les professions libérales et artistiques, qui stimulent à l'excès le cerveau et la pensée, ont pour la mort volontaire un irrésistible appétit. On peut dire que le suicide est presque élevé, chez elles, à la hauteur d'une névrose professionnelle. La stimulation excessive des facultés mentales entraîne, du reste, toujours une irritabilité physique, une faiblesse nerveuse fort singulières. L'expression la plus affaiblie de cet état particulier du cerveau, c'est *l'ennui*, qu'un grand poète contemporain, Léopardi, considère paradoxalement comme « le plus grand, le plus noble et le plus sublime des sentiments humains, » mais qui n'est souvent, en réalité, que le premier degré de l'hypocondrie et de la lypémanie, si communes chez les gens de lettres. Le mépris de la vie et l'obsession par des idées

de mort ne tardent pas à suivre. Certaines sectes antiques avaient ainsi été jusqu'à justifier philosophique-
ment le suicide, en s'appuyant sur la maxime d'Épi-
charme : « La mort ne saurait nous atteindre; tant que
nous existons, elle n'est pas, et lorsqu'elle est, nous
n'existons plus; » — ou bien sur le vieil axiome gnomi-
que : « On finit la vie comme on l'a commencée, sans
en avoir conscience. »

Les souffrances physiques et morales jouent un rôle
très actif dans la production du suicide. « *Ex viribus
vivimus* » disait Galien.

La souffrance fait désirer la mort. Chaque individu a,
du reste, sa manière de souffrir comme sa manière d'ê-
tre. Mais on peut dire en général que les maladies sous-
diaphragmatiques, surtout les tumeurs abdominales et
les maladies génito-urinaires, poussent surtout à la
mort volontaire; c'est ce qui faisait écrire à notre grand
Bichat : « Les organes du ventre sont le siège des passions tristes. » Comparez le phtisique qui fait des pro
jets d'avenir, avec l'hypocondriaque plein de santé qui
se pend ou se noie pour un simple écoulement uréthral!
Les individus qui se suicident pour échapper aux douleurs physiques font preuve, d'ailleurs, d'un manque
absolu d'énergie morale. C'est pour eux qu'a été écrite
la phrase de J. César : « *Qui se ultro morti offerant fa-
cilius reperientur, quam qui dolorem patienter ferant* »
et le beau vers de notre tragique Lemierre :

— Caton se la donna.

                     — Socrate l'attendit !

Après les professions libérales, viennent, dans la statistique générale des suicidés, les gros, puis les petits commerçants. Les agriculteurs ferment la lugubre liste. Chez ces derniers, en effet, le fardeau de la vie est moins lourd, parce que les conditions vitales sont moins pénibles et les besoins matériels plus limités. En outre, il faut un certain degré de culture intellectuelle, une certaine excitation de la sensibilité, pour perpétrer l'idée de suicide; cette idée, en dehors de l'aliénation mentale, n'est guère compatible qu'avec l'instruction littéraire et la civilisation. Ce n'est pas pour les illettrés ni pour les esprits incultes que Juvénal a dit :

Æstuat infelix augusto in limite mundi; ce n'est pas pour eux qu'Alighieri a écrit ces vers désespérés :

> *... Nessun maggior dolore*
> *Che ricordarsi del tempo felice,*
> *Nella miseria...*

Le suicide est, jusqu'à un certain point héréditaire; mais cette hérédité semble surtout en rapport avec les troubles des facultés mentales (monomanie du suicide, etc.). On a pu dernièrement contempler un exemple bien curieusement triste de cette fatale hérédité, dans le suicide d'un jeune lycéen, dont le père, après avoir joué un rôle politique considérable, avait, dix ans auparavant mis fin à ses jours, dans des circonstances tragiques [1].

* *

On l'a dit et répété bien des fois : Il s'en faut que tous

[1]. Prévost-Paradol.

les suicidés soient des héros ou des criminels. Souvent des sentiments qui n'ont rien d'héroïque, rien de scélérat, et, ajoutons-le, rien de *pathologique*, mènent les pauvres cervelles humaines au-devant du suicide. L'orgueil, par exemple (qui n'est qu'un simple *péché capital*), est la cause d'un grand nombre de morts volontaires. Exemples : Vatel, etc... Les passions politiques, si peu dignes de passionner des gens intelligents, font tous les jours bien des suicidés. Les systèmes philosophiques un peu sérieux concluent tous à la mort volontaire. Epicuriens et stoïciens, Horace et Sénèque en faisaient déjà l'*ultima ratio* de leurs systèmes. Et le grand Schopenhauer, le plus complet philosophe peut-être qu'ait produit l'humanité? Ecoutez le dire : « Vivre! la vie en vaut-elle la peine? » C'est la devise de Chatterton : désespérer et mourir.

La contagion nerveuse, par imitation, est ici bien à craindre. En se tuant, combien d'amoureux a tués Werther! Que de victimes la curée politique, en surexcitant les appétits, ne fait-elle pas tous les jours, lorsque

> ...... « De tous côtés l'ambition bourgeonne
> Sous les crânes les plus épais! »

Le *morbus politicus* n'a-t-il pas à son passif bien des existences fauchées dans leur fleur?

Et l'imitation que suscite le journal à un seul Qui pourra dire son exacte influence sur la lugubre statistique de la criminalité et du suicide?...

Dans l'armée, le suicide est en décroissance depuis le service militaire obligatoire. Si l'on s'empresse de dimi-

nuer le temps de ce service, (le verbe *s'empresser* n'est
guère conjugué par les commissions législatives en général), on verra le nombre des morts volontaires diminuer encore dans les rangs de l'armée : car le suicide a
sa plus grande fréquence chez les vétérans, et sa raison capitale est dans l'alcoolisme. Le dégoût de servir
et la nostalgie, causes accessoires du suicide militaire,
diminueront sûrement avec la réduction du temps du
service.

Les suicides les plus fréquents sont les suicides par
submersion et par strangulation. La femme se tue surtout par submersion, l'homme par strangulation.

Il y a quatre fois plus de suicides en général chez
les hommes que chez les femmes : en 1879 sur 6,496
suicides, 1,335 seulement appartiennent au sexe féminin. Ces chiffres corroborent les belles statistiques
de Tourdes, qui a prouvé que le cerveau était bien plus
rarement malade chez la femme que chez l'homme.
D'ailleurs, l'énergie moindre de la femme, son instinct
maternel si affectif, et surtout la religiosité qu'elle
acquiert par son éducation particulière, nous rendent
parfaitement compte de ces données statistiques sur
le suicide, qui peuvent surprendre au premier abord...

Les vieillards fournissent généralement à la statistique des suicides un remarquable contingent. Le dé-
sespoir, le détachement des choses humaines s'empa-
rent de leurs personnalités égoïstes et blasées, qui ont
souvent essuyé les coups irréparables du sort. Ils ne se
sentent ni le temps ni la force de refaire une existence
brisée ; ils se voient malades (la vieillesse n'est-elle pas,

1.

comme on l'a dit, une sorte de maladie ?). Bref, l'organisme du vieillard, qui a de l'énergie parfois en usage, mais n'en a point en réserve, semble prendre, à certains moments, conscience de sa profonde infériorité : la raison affaiblie ne peut empêcher l'accomplissement d'un acte que le sentiment conseille. *Effugere est triumphus* : le vieillard se tue pour ne point être à charge à lui-même ni aux autres.

La maladie ou les infirmités entraînent, du reste, chez eux plus peut-être que chez les jeunes gens, l'obsession de la mort volontaire. Certains sujets vivent avec une infirmité ou une affection secrète qu'ils cachent soigneusement et dont ils s'exagèrent l'importance et la valeur : à un moment donné, le secret se découvre, et le sujet se tue. On ne saura jamais combien de suicides ont causés l'ozène, les maladies de peau, les maladies vénériennes, l'impuissance, et les affections qui atteignent l'estomac et l'abdomen en général, cerveau des passions tristes !

La folie puerpérale ou des femmes enceintes, l'hypocondrie, le délire de persécutions, tous les genres de folie dépressive, le délire de la puberté, le délire de la pellagre (que cause en Italie l'alimentation par le maïs altéré) sont également des causes tangibles, quoique peu signalées, de la mort volontaire.

*
* *

En étudiant plus profondément la statistique, nous remarquerons que, si les gens mariés se suicident moins, c'est surtout lorsqu'ils ont des enfants. Un homme de cœur est souvent arrêté sur la pente de la mort volontaire par le sentiment sacré du devoir et par la commisération pour les siens. Sur 1 million d'époux avec enfants, 205 se donnent la mort : la proportion est de 470 sur 1 million d'époux sans enfants. Ces chiffres de la brutale statistique montrent, une fois de plus, que l'enfant constitue seul le foyer domestique, et que les liens conjugaux, sans lui, seraient d'une bien faible résistance ; le rôle social du mariage et son influence sur la longévité s'appliquent peu, croyons-nous, aux mariages sans enfants.

Les veufs avec enfants se suicident en proportion moitié moindre que les veufs sans enfants. Pour le veuvage féminin, la proportion que nous indiquons est bien plus forte encore.

Ce qui pousse l'homme au suicide d'une façon générale, c'est surtout la concurrence vitale, le combat pour l'existence. La femme se laisse entraîner à se détruire plutôt par des motifs d'ordre physique, qui agissent vivement sur son organisation particulière. Toutefois, la femme lutte bien davantage contre la misère matérielle que l'homme : c'est ce qui explique pourquoi le suicide féminin est bien plus fréquent dans les campagnes (proportions gardées) que dans les grandes cités.

La chaleur peut amener des épidémies de suicide (Alger-1836). Les hallucinations du désert et les phénomènes troublants du mirage fatiguent les armées d'Afrique lorsqu'elles sont en marche, trompent les sens et

détraquent l'intèllect. Les soldats, pris de délire furieux (*calenture*) et dévorés du désir de se jeter à la mer,
arrivent à la mort volontaire par le chemin de la folie...

*
* *

A Paris le service des bateaux-mouches et l'excellente
institution des pavillons de secours, tels qu'ils fonction-
nent aujourd'hui sous l'habile direction du Dr Aug. Voisin,
restreignent singulièrement le suicide par submersion
et ses funestes effets. Quant à la strangulation, elle peut
s'opérer dans les circonstances les plus contraires, dans
les positions les plus bizarres. Les soldats se suicident
surtout par armes à feu : maladroits ordinairement, ils
visent surtout à l'abdomen ; avec un fusil, arme in-
commode, il est difficile d'atteindre la cervelle, et cette
région du corps est surtout visée par les financiers. Si-
gnalons encore le suicide par précipitation, dans laquelle la mort survient à la suite du tassement de la
masse encéphalique ; le suicide par instrument tran-
chant, généralement le rasoir ; par écrasement (chemin
de fer). Les fous se suicident souvent par l'abstinence.

De tous les suicides, le plus en vogue, dans tous les
pays, est le suicide par strangulation. Dans les campagnes, la pendaison est plus fréquente.

Dernièrement, dans le *Nouveau dictionnaire de médecine pratique*, notre savant collègue, le docteur Paul
Moreau (de Tours), creusant habilement la question,
insistait surtout sur l'hérédité nerveuse et mentale du

suicide, sur laquelle Voltaire est encore le premier qui ait attiré l'attention. Depuis ce grand génie, tous les aliénistes ont, à la vérité, signalé un nombre prodigieux de faits se rapportant à l'hérédité du suicide. L'automatisme de l'hérédité se manifeste ici pleinement, puisque, dans une même famille, c'est, presque toujours, au même âge et de la même manière (pendaison, strangulation, précipitation), que la mort volontaire se reproduit, d'une manière fidèle, fatale plutôt. Quelquefois pourtant la tendance à la « self destruction » se transforme, sous la magique baguette de l'hérédité, en tendance homicide.

*
* *

A mesure qu'augmentent l'instruction, l'éducation, (la civilisation, en un mot,) — la lutte pour la vie devient de plus en plus pénible ; de plus en plus l'esprit humain, détaché des superstitions religieuses et métaphysiques, rêve de s'évader de l'existence, du moment qu'elle n'est féconde qu'en privations et en tourments. Le suicide *maniaque* est rapide et violent. Le suicide des mélancoliques est calme, d'une exécution lente et (pour ainsi dire) astucieuse. Le suicide *anxieux* consiste en une envie instructive, irrésistible, obsédante, de se donner la mort. Le suicide *automatique* est une impulsion aveugle et non motivée, produite subitement, chez certains *nerveux*, par la vue d'un couteau effilé, la promenade au bord d'un abîme, etc. Cette forme de suicide tient du vertige, et s'observe fréquemment chez les épileptiques.

La jalousie et l'amour, ces deux plus violentes passions de la cervelle humaine, engendrent souvent la manie du suicide et le *suicide à deux*, fréquent dans les grands centres.

Souvent, l'exécution de l'acte est précédée de tristesse, d'inquiétude, de libations alcooliques, d'*écrits* de diverse nature, de tentatives antérieures. Mais il arrive souvent aussi que l'acte est brusque et n'est précédé d'aucun symptôme. En médecine judiciaire, il est très important de ne négliger aucun de ces faits pour l'instruction. Les suicidés par armes à feu se reconnaissent par des vêtements sans désordre, la possession de l'arme, la distance du coup, la direction de la plaie et la partie du corps frappée, la position respective de l'arme et du cadavre ; le charbonnage des plaies et les brûlures des vêtements indiquent que le coup a été tiré à bout portant. Toutes les victimes de ce mode de suicide (à part de rares exceptions) ont l'habitude des armes à feu et tirent dans leur bouche ou dans la région du cœur.

Les suicidés par instruments tranchants survivent ordinairement assez pour indiquer qu'ils sont les propres auteurs de leur meurtre. Leurs plaies sont uniques, faites au rasoir, dans la région du cou, et elles affectent une forme et des caractères bien différents des plaies homicides.

* *

Parmi les modes de suicides les plus employés, nous avons cité, en première ligne, la strangulation ; puis,

viennent la submersion, l'emploi des armes à feu, des
armes blanches (Angleterre), le poison (Irlande), l'asphyxie par le charbon (Paris). L'homme se pend, se
brûle la cervelle, se coupe le cou ; la femme se noie,
s'empoisonne, s'asphyxie, se précipite. Les bûcherons,
les bergers et les charbonniers campagnards s'étran-
glent. Les filles publiques, mendiants, vagabonds se
noient. Les portefaix, voituriers, bateliers se pen-
dent.

. Parmi les divers cultes, les juifs sont *naturellement*
ceux se qui tuent le moins ; les protestants sont ceux qui
se tuent le plus. Dans les maisons d'arrêt, les suicides
sont du double plus nombreux que dans les prisons cen-
trales. D'après M. de Guerry, c'est dans les quatre premiers jours de la semaine que les morts volontaires
sont les plus nombreuses, et le *minimum* tombe le samedi, jour de la paie : preuve que la question sociale a
une influence primordiale sur le suicide ! Quant aux
heures, il y a, pour la France, accroissement à partir
de quatre heures du matin, diminution de onze heures,
à trois heures, recrudescence marquée de quatre à cinq,
et nouvelle diminution jusqu'à onze heures.

Paris est, comme nous l'avons dit, la capitale du suicide ; mais les étrangers y ont une part de 5 à 6 p. 100
dans la statistique, d'après le livre de Legoyt : ce qui
est à considérer...

— Maintenant, quels remèdes apporter à la mort volontaire ? Le docteur Moreau, partisan des mesures législatives (préconisées par Faustin Hélie et Chauveau),
est, sur ce point, d'un avis diamétralement opposé au

nôtre. Nous considérons l'augmentation des suicides comme une des conséquences *fatales* d'une situation économique à reviser..., et comme un des modes d'élimination indispensables d'un grand nombre d'épaves et (disons-le) de bien des martyrs de notre état social contemporain.

. . . .

Impossible donc de songer par la législation à restreindre le nombre des suicides. Les seuls moyens de restriction relèvent de l'éducation morale des peuples, concordant avec l'amélioration des conditions matérielles de l'existence ; en un mot, de la moralisation sociale par les gouvernements. C'est dire que la formule thérapeutique précise est encore à trouver ; c'est l'affaire du sphinx, tour à tour dénommé et nié sous la rubrique de *question sociale,* mais dont les statistisques effrayantes du suicide nous condamnent, à elles seules, à admettre l'existence. Il y a, d'ailleurs, quelque chose de fatal, pour ainsi dire, dans les conditions générales et individuelles de la vie humaine. « Chaque organisme, en venant au monde, écrit Herbert-Spencer, apporte un capital vital différent, comme un marchand commence son commerce, qui avec de petits, qui avec de gros capitaux. »

Il faut pourtant une conclusion à cette longue étude. La voici :

La suicide est un symptôme de vieillesse sociale. Il soustrait à leur misérable existence un grand nombre de martyrs de notre état économique. Quel peut être le remède? *Quid possunt leges sine moribus ?* Le Code romain flétrit la mort volontaire et confisque les biens des suicidés. De nos jours encore, en Saxe, le corps du suicidé est livré aux amphithéâtres de dissection. A Athènes, Solon tranchait la main coupable et l'enterrait loin du cadavre. Toutes ces mesures législatives n'ont jamais diminué le nombre des suicides. Napoléon disait « : Tout homme qui se tue est un soldat qui déserte. » Mais le vaincu du *struggle for life*, le misérable, n'a-t-il pas le droit de s'arracher à la souffrance ?

L'HÉRÉDITÉ

Nous héritons aussi sûrement, plus sûrement peut-
être, des caractères organiques et des particularités
individuelles de nos parents, que de leurs biens et de
leurs richesses. Dans cette sorte de *succession*, rarement
contestée, divers agents entrent en ligne de compte. La
science a donc essayé de formuler des lois sur l'hérédité,
au moyen des observations sans nombre accumulées par
les siècles, au moyen des statistiques les plus précises,
au moyen des expériences les plus curieuses et les plus
variées sur les animaux, nos frères inférieurs. Mais la
nature n'a point livré les secrets de ces lois. A peine
savons-nous que l'influence du père est prépondérante
dans la transmission héréditaire ; et que celle-ci est
d'autant plus certaine que les procréateurs sont plus
âgés. Et encore, ces règles sont-elles loin d'être admises
sans conteste...

Nous étonnerons-nous de l'obscurité épaisse de la

question ? Non ; car si nous y réfléchissons un instant,
nous voyons que la variabilité est dans l'essence intime
de l'hérédité elle-même. La dualité des parents, la profonde différence des races, l'origine toujours contestable
de la filiation, rendront longtemps complexes et peu
claires les lois qui régissent l'héritage biologique. Cela
nous explique pourquoi d'excellents esprits ont été jusqu'à nier l'existence même de cet héritage. Autant
vaudrait, croyons-nous, nier l'existence du soleil lorsqu'il se cache sous d'épais nuages. Chacun de nos tissus,
chacune des cellules qui les composent, n'est-elle pas,
pour ainsi dire, imprégnée de qualités spéciales, d'attributs particuliers ? Ces qualités, ces attributs, ne
sont-ils pas, nettement et clairement, transmissibles par
la génération ? C'est un fait, sur lequel il est puéril,
presque banal d'insister. La notion de l'hérédité physiologique est dans tous les esprits, admirablement vul-
garisée (d'après les recherches de Prosper Lucas) par
notre grand romancier Émile Zola, dans sa conception
géniale des *Rougon-Macquart*...

Les enfants héritent parfois des qualités ou des défectuosités de leurs grands parents, sans ressembler à
leurs parents propres : on dit alors qu'il y a *atavisme*.
Cette transmission *par saut* est souvent éclatante dans
certaines familles, et rend compte de bien des épisodes
vitaux, en apparence problématiques et mystérieux.

Dans une esquisse rapide, qu'il nous soit permis de
passer seulement en revue les principaux traits relatifs
à l'hérédité. Il est commun de voir les formes extérieures, le maintien, les traits spéciaux du visage, se trans-

mettre des pères et mères aux enfants. Dans certaines
familles, les grossesses multiples, leurs alternances, les
sexes des enfants, la longévité des divers membres de
la famille, se succèdent parfois avec une rigueur presque mathématique. Les vices de conformation, pieds
palmés, pieds-bots, albinisme, becs-de-lièvre ; la myopie,
la calvitie prématurée, l'obésité précoce ; les tempéra-
ments (surtout le bilieux et le nerveux) ; les prédispositions à l'apoplexie, à la scrofule, à la phtisie, aux ané-
vrismes, à la cataracte, aux hernies, aux varices, aux
loupes, aux hémorroïdes, etc., se transmettent aussi
fréquemment par l'hérédité.

Il est des familles où la migraine constitue un fief
inaliénable ; il en est d'autres où, depuis des siècles, se
transmettent les mêmes malformations ; et comme l'é-
crit dans sa langue naïve le vieil Ambroise Paré, « femmes estans boîteuses des hanches, font enfans qui le
sont semblablement, et qui cheminent canetant. »

Par l'hérédité, certaines maladies se transforment,
surtout s'il s'agit de ces maladies qui sont proches pa-
rentes entre elles, comme l'obésité, la goutte, l'asthme,
le diabète, l'albuminurie, etc... Les affections de la peau
pourront changer leur forme : un eczémateux, par
exemple, aura une fille qui sera de bonne heure défigu-
rée par la couperose. Le cancer, le tubercule, pourront
varier d'organe et de siège ; c'est ainsi que la méningite
tuberculeuse atteint la jeune descendance des phthisi-
ques avec une prédilection aussi facile à noter qu'elle
est aisée à concevoir.

L'hérédité des fonctions psychiques est de même in-

contestable et bien connue; l'état moral, les dégoûts et
inclinations, le son de la voix, les penchants et les passions, la tendance au vol, au meurtre, à l'ivrognerie,
au suicide; et surtout la prédisposition à la folie, sont
éminemment héréditaires. Les instincts spéciaux, surtout l'instinct guerrier et l'instinct artistique, restent
rarement isolés : il y a des familles de soldats comme il
y a des familles de peintres, de musiciens, etc.

A côté de la prédisposition héréditaire aux maladies,
nous avons omis l'hérédité de la résistance aux causes
morbides. Elle est pourtant très curieuse. Certaines familles n'ont jamais été visitées par la fièvre typhoïde,
la rougeole et d'autres maladies communes dans les
grandes villes. Certains individus, sont, de père en fils,
réfractaires à la contagion morbide et vivent invulnéra-
bles au milieu des épidémies...

Les notions que nous possédons sur l'hérédité permettent au médecin de poser des conclusions pratiques
et sérieuses. La médecine de l'avenir sera préventive
ou elle ne sera pas; car la médecine curative a depuis
longtemps dit *à peu près* son dernier mot. Quelle action
ne saurait avoir l'hygiène pour modifier l'hérédité et
diriger dans un bon sens les efforts de la nature! Au
moment de la conception, les parents seraient soumis
à des modificateurs raisonnés, et *entraînés* (si l'on peut
dire) par un régime matériel et moral bienfaisant. Le
produit lui-même serait modifié ensuite (d'après les cas)
par l'action toute-puissante du milieu. Combien d'enfants
ont été sauvés de la scrofule héréditaire grâce au lait
d'une saine et robuste nourrice! « Les enfants des ri-

ches, dit justement Brown, n'héritent point de la goutte de leurs parents, s'ils n'héritent pas de leur fortune. » Croyons donc à la toute-puissance de l'hygiène; pour enrayer la force de l'hérédité, songeons à la médecine préventive !

La notion philosophique de l'hérédité s'élève donc (on le voit) à une haute importance sociale. Les anciens Crétois avaient une loi qui obligeait certains types de beauté et de force à s'unir chaque année par le mariage. Ces peuples primitifs, mais sages, avaient comme l'intuition du perfectionnement de la race humaine par le croisement. Il n'y a en effet que la sélection qui puisse donner des individus et des races. C'est ce qu'avaient également compris les Mormons qui récemment venaient (un peu tard) proposer à Victor Hugo des femmes pour qu'il les fécondât.

La manière absurde dont se font les mariages contemporains, et l'importance exagérée que le capital-argent a prise dans nos sociétés, entretiennent à coup sûr l'hérédité de la dégénérescence chez les individus, et préparent l'infériorité dans la race. L'avenir de l'espèce réside dans les conjoints bien assortis, comme l'avenir des sociétés humaines est tout entier dans le travail.

LA PHTISIE — SES CAUSES — SA PRÉVENTION

La phtisie pulmonaire, cette haute expression morbide de toutes les détériorations organiques dont
l'homme peut être la victime; cet aboutissant commun
des dégénérescences des individus et des familles; « ce
mode perfectionné d'élimination des races humaines »,
est incontestablement le fléau dont il importe le plus
de bien saisir les origines et les causes.

Les hôpitaux sont encombrés de phtisiques : les bul-
letins statistiques nous les montrent constituant la
moitié environ des décès par maladies chroniques, et
plus d'un sixième de la mortalité générale.

L'âge maximum des décès par phtisie est de vingt-cinq
à trente ans; la fréquence des ravages causés par la
terrible maladie est plus grande au printemps, dans les
mois de mars, avril et mai, à l'inverse de ce que chan-
tent les poètes de la chute des feuilles. Ce fait s'explique par les variations météoriques, si communes au

printemps, et qui jouent évidemment un certain rôle dans l'explosion et dans l'aggravation des symptômes de la maladie constitutionnelle qui nous occupe.

L'action du sexe comme élément causal de la phtisie est peu marquée et variable selon les statistiques. Si l'homme est plus exposé, par sa nature et son genre de vie, aux conditions qui favorisent le développement de la phtisie, la femme, par sa débilité native, son lymphatisme habituel et surtout sa vie sédentaire, réunit aussi plusieurs de ces conditions.

Les influences de climats ne sont pas non plus fort nettes. Cependant il est avéré que la phtisie augmente du Nord au Sud. Quand donc Michelet a écrit sa fameuse phrase : « Les peuples du Nord périront par la phtisie », il n'a fait qu'exprimer un paradoxe séduisant peut-être (surtout dans le passage du livre où il est écrit), mais n'ayant, au point de vue de l'épidémiologie, aucune apparence scientifique. Le froid, en effet, n'a pour ainsi dire point d'action réelle sur la genèse de la phtisie, qui est presque inconnue au pôle. Les climats d'altitude (Cordilières) sont au contraire éminemment défavorables au développement de la maladie. La phtisie, en effet, est exceptionnelle au-dessus de 2,000 mètres de hauteur, pourvu toutefois que les vents, l'état hygrométrique et l'état thermométrique de l'air ne présentent point de trop grandes oscillations. Mais tandis qu'on voit au pôle et dans les climats d'altitude, la phtisie avoir une genèse difficile et une évolution lente, on la voit au contraire exercer, dans les régions chaudes et même dans les zones tempérées et plu-

vieuses, des ravages fréquents et rapides. La chaleur
excessive est toujours nuisible aux phtisiques; elle augmente leurs sueurs et leur diarrhée, et supprime leur
appétit, c'est-à-dire une de leurs rares planches de
salut...

La phtisie est peu connue des peuples sauvages; ce
qui a fait dire qu'elle était, par excellence, une maladie
de la civilisation : il est plus juste et plus précis de dire
qu'elle est en raison directe de la densité de la population d'une contrée. Mais cela n'empêche pas les races
humaines inférieures, la race noire, par exemple,
d'être souvent la proie de la maladie, qui prend volontiers, chez les nègres, la forme dite galopante.
Cette forme est très fréquente surtout chez ceux qui
habitent les pays palustres (où la phtisie est assez
rare), surtout quand ils viennent à changer brusquement de milieu : c'est pour cela que l'Angleterre reconnaît aujourd'hui la nécessité de ne plus arracher à
leur mère-patrie les hommes de couleur. Les campagnards qui viennent habiter les grandes villes y subissent souvent aussi une débilitation organique, une sorte
de déchéance vitale qui les conduit à la phtisie. L'influence dépressive des grandes villes tient beaucoup à
l'absence de végétation, à l'encombrement, à la viciation
et à la stagnation de l'air, aux mauvaises conditions de
l'habitation, aux excès alcooliques, et à une foule d'autres conditions générales et individuelles que nous énu-
mérerons bientôt.

Mais l'habitant des villes apporte dans son berceau
la faiblesse et le lymphatisme; la phtisie est pour ainsi

dire innée chez lui et devrait être soignée dès la naissance; au lieu de ces soins, la mauvaise hygiène du
premier âge, le manque d'exercice pulmonaire, le
traumatisme, les poussières, le refroidissement, etc.,
mèneront lentement, mais sûrement, dès sa puberté, le
Parisien, surtout celui des classes pauvres, à la consomption et à la mort. C'est ainsi qu'Andral écrira avoir
rencontré dans les autopsies pratiquées par lui aux amphithéâtres de nos hôpitaux les sept-dixièmes des cadavres porteurs de tubercules pulmonaires. (Nos lecteurs
savent que le tubercule, sorte de produit inflammatoire
avorté, constitue la lésion anatomique caractéristique
de la phtisie.)

Si la phtisie est souvent innée, elle est aussi héréditaire, et l'on a fréquemment l'occasion d'observer, dans
les villes surtout, le descendant du phtisique, avec sa
débilité, sa minceur, sa poitrine plate, ses poils rares,
son état général d'effémination, ou comme on, l'a dit,
d'*infantilisme*. L'hérédité de la phtisie est incontestable; toutefois, si l'on va au fond de la question, on reconnaît que cette maladie n'est pas plus héréditaire,
comme l'a écrit Morton, « que les lunettes ou la canne
de l'ancêtre. » Si les époux sont âgés, phtisiques et consanguins, l'enfant est presque toujours destiné à périr
de phtisie : mais il faut bien dire que les unions de ce
genre sont souvent stériles, et que les phtisiques les
plus confirmés appartiennent parfois à des familles
très bien portantes.

C'est que les causes de la phtisie sont surtout individuelles. Tout ce qui épuise l'organisme, ruine la nutri-

tion, affaiblit le fonctionnement organique; l'alimentation insuffisante, les excès alcooliques, les fatigues, les veilles, les privations, la famine, le mauvais fonctionnement de l'appareil digestif, le défaut d'exercice musculaire, surtout des membres supérieurs, la convalescence des maladies aiguës, l'influence spécifique locale de certaines maladies (coqueluche, rougeole, etc.), l'influence générale d'un grand nombre d'autres (scrofule, diabète, syphilis), les excès intellectuels, la dépression morale, les passions tristes; les grossesses rapprochées, l'allaitement prolongé [1] l'inertie, la vie sédentaire, la privation de soleil, certaines professions où le poumon absorbe des poussières (amidonniers, chiffonniers, cardeurs de matelas, aiguiseurs, ciseleurs, etc...), l'abus de la voix, ou, au contraire, la suppression, dans certaines prisons cellulaires, de tout exercice phonétique ou vocal, etc., etc., voilà quelques-unes des causes déterminantes individuelles de la phtisie. Certains états pathologiques semblent, jusqu'à un certain point, antagonistes de cette maladie. C'est ainsi que l'impaludisme, l'hystérie, semblent favoriser la résistance de l'organisme à la tuberculose, qui affecte, lorsqu'elle éclate chez ce genre de malades, de longues allures, et s'entrecoupe de fréquentes rémissions : de même la chlorose exclut, jusqu'à un certain point, le tubercule pulmonaire, qui a besoin, pour vivre, d'une sorte de congestion sanguine périphérique.

Les causes qui nuisent à l'exercice fonctionnnel du

---

1. Les vaches *laitières* se tuberculisent avec la plus grande facilité.

poumon 'influent évidemment d'une manière remarquable sur le développement de la phtisie. C'est ainsi que l'encombrement de l'air, son impureté, sa viciation, ses altérations, sa stagnation dans des logements bas et humides, entretiennent l'inactivité du poumon, rendent les fonctions imparfaites et favorisent puissamment l'invasion de la tuberculose. C'est pour cela qu'elle fait de si grands ravages dans les prisons, les casernes, les garnis d'ouvriers, les rues du vieux Paris, les sous-sols servant d'atelier, les anciens collèges, les loges des concierges, et, en général, tous les locaux où l'air est insuffisamment dispensé et se renouvelle difficilement. Tout ce qui favorise l'activité des fonctions pulmonaires, et augmente l'inspiration et l'expiration, apporte au contraire des entraves sérieuses à la phtisie. Ainsi, la déclamation selon les règles, l'exercice méthodique de la voix chantée, le jeu modéré des instruments à vent, surtout en plein air, sont très favorables : si le musicien militaire meurt deux fois plus de phtisie que le soldat, c'est que le soldat est un homme de choix, et que le musicien n'est point, comme le soldat, soigneusement épuré par les conseils de révision. Mais les exercices respiratoires sont d'excellents agents préservatifs de la phtisie, ainsi que Burq le démontrait récemment; le tout, c'est de les bien diriger et de donner, dans l'application des modificateurs hygiéniques, une large place à la gymnastique pulmonaire.

En face de cette multiplicité causale de la phtisie, corroborée par l'observation séculaire des médecins, se dresse une autre doctrine, exclusive pour certains théoriciens, celle de la *spécificité de la tuberculose*. D'après cette doctrine, toutes les causes que nous avons énumérées, et beaucoup d'autres que nous avons omises forcément, ne sont qu'accessoires.

Si l'air confiné est nuisible, ce n'est point parce qu'il affaiblit le poumon et débilite l'organisme, c'est par un véritable empoisonnement. L'air contient des germes toxiques, infectieux, spécifiques, qui contagionnent l'organisme et lui inoculent, pour ainsi dire, la tuberculose.

Cette doctrine n'est pas nouvelle, puisqu'elle date d'Aristote. Sa réfutation n'est pas neuve non plus, puisque ses partisans les plus exclusifs sont obligés de reconnaître qu'il faut une « prédisposition » de l'organisme pour s'assimiler les germes infectieux : ce qui tue évidemment dans l'œuf l'idée même de la spécificité tuberculose.

Cependant, la phtisie n'est-elle pas transmissible par la vie en commun? Ne voit-on pas fréquemment la femme d'un phtisique, par exemple, mourir de phtisie quelque temps après son mari? Cela est très vrai; mais il importe aussi de songer à la communauté des mauvaises conditions hygiéniques, à l'action épuisante des veilles et des chagrins, à la respiration de l'air insuffisant qui « stagne » dans la chambre du malade, etc.; et, sans admettre pour cela la contagion de la phtisie, il faut bien dire que le milieu vicié par la respiration, par les crachats et les sueurs du phtisique, est un milieu des plus nuisibles pour un sujet sain, surtout s'il est jeune et s'il réunit (ce qui est facile) une ou plusieurs des conditions causales de la tuberculose.

Il est bien difficile de croire à la spécificité de la phtisie, quand on voit la différence qui sépare, par exemple, la phtisie du pauvre de celle du riche. La première, c'est la phtisie scrofuleuse classique des jeunes gens, avec son amaigrissement, ses *cavernes,* sa diarrhée, sa marche fatale vers l'ulcération et la suppuration des poumons, son faciès particulier, sa généralisation fréquente à tout l'organisme... L'autre, c'est la phtisie dite *arthritique* « que les pauvres, selon le mot de Pidoux *n'ont pas le moyen* de se procurer »; elle succède à des bronchites répétées et à une dyspepsie constitutionnelle : c'est une phtisie sénile, qui marche avec lenteur et guérit souvent. Quelle différence! Et l'on peut, en observant avec confiance un certain nombre de types aussi divers de tuberculose pulmonaire, admettre un élément causal univoque, la contagion, et se flatter de restreindre la phtisie dans les grandes villes en livrant à l'ébullition la viande ou le lait des vaches *pommelières,* ou en préconisant le lait des chèvres, qui sont rarement phtisiques!...

Mais respectons cette innocente marotte du moment. Elle s'évanouira bientôt, et laissera la place nette à la seule doctrine qui s'appuie sur la véritable observation médicale, nous voulons dire la *doctrine des causes multiples de la phtisie.* Nous ne pouvons pas admettre la spécificité d'une maladie qui a des types tellement différents qu'elle n'est que rarement semblable à elle-même.

.
. .

Comment, maintenant, prévenir la phtisie?

Question d'une haute importance! Il ne faut pas que la mortalité par phtisie aille sans cesse grandissant; que, chaque année, plus de trois millions d'hommes, sur le globe terrestre, succombent à ses atteintes. A Paris, actuellement, remarquez que la phtisie tue *plus de mille personnes par mois, et cela d'une façon continue!* Quelle peste, quel fléau ont jamais pu rivaliser de ruines? Et la remarque est encore plus vraie, si l'on réfléchit à ce fait social important, que l'homme est frappé par ce mal implacable, aux âges (18 à 35 ans) où il est susceptible de rendre à ses semblables les services les plus actifs.

De tout temps, on a reconnu, en médecine pratique, la puissance de l'hygiène préventive appliquée aux sujets prédisposés. Mais aujourd'hui que la médecine est *toute aux microbes* et aux aberrations du laboratoire, la mode est, hélas! de rejeter les causes morbides, admises jusqu'ici, pour ne plus admettre que la contagion. Or, nous savons que la contagion du choléra, de la fièvre typhoïde, de l'érysipèle, de la diphtérie et de bien d'autres maladies, est encore loin d'être absolument démontrée; que penser alors de cette opinion exclusive de la contagion de la phtisie? Pour nous, nous sommes avec ceux qui protesteront toujours contre de semblables doctrines,

Les infirmiers, les sœurs, les médecins, contractent la
variole, la scarlatine : voilà des maladies *contagieuses*.
A-t-on jamais cité des cas authentiques de contagion de
la phtisie? Le docteur Williams affirmait récemment
que nul des assistants de l'hôpital des phtisiques de
Brompton n'a jamais été atteint de la maladie, et cela,
malgré l'atmosphère la plus saturée de microbes! Au
lieu donc de faire la chasse à un parasite plus ou moins
démontré, qui (s'il existe) est très probablement le résultat et non la cause du mal, appliquons-nous à empêcher les lésions (les parasites, si vous voulez) de se produire. Restons, en un mot, sur le terrain pratique. C'est
ce que vous demandez, lecteurs. C'est ce que l'on deman-
dera toujours en vain aux savants.

Laissons donc cette doctrine nouvelle (que nous savons
vieille comme la médecine), de la contagion de la phtisie,
et occupons-nous de l'hygiène de l'enfant, prédisposé
par l'hérédité à contracter la maladie. L'hérédité! en
voilà un facteur qui s'accommode mal avec la contagion :
l'hérédité a tellement gêné certains contagionnistes,
qu'ils ont été jusqu'à nier son action! Opinion du hibou
niant la lumière...

Un jeune médecin a récemment attiré l'attention sur
la prédisposition des roux à la phtisie. M. Dewèvre
affirme, avec preuves, que 19 pour 20 des sujets présentant le type dit *vénitien*, sont suspects d'être poitrinaires,
candidats à la phtisie, comme nous disons. Cela tient
probablement à ce que le lymphatisme est le tempérament habituel des roux. Or, le lymphatisme constitue
une prédisposition puissante au mal. De même, en mé-

decine vétérinaire, le professeur Trasbot (d'Alfort) a
montré que les animaux à pelage clair sont plus sujets
aux affections chroniques des poumons.

Quoi qu'il en soit, il est bien des caractères auxquels
un œil exercé reconnaîtra toujours la prédisposition à
la phtisie. Les antécédents héréditaires confèrent d'a-
bord, toujours, une vulnérabilité certaine. L'organisme
est grêle et délicat, la peau blanche, les yeux luisants,
le cou oblique. La poitrine se développe peu, et subit
aisément les influences des variations atmosphériques.
Les palpitations du cœur se manifestent facilement.
Enfin, à la puberté, la voix devient rauque et la taille
reste opiniâtrement petite, ou au contraire grandit
d'une façon démesurée : mais toujours l'aspect général
du sujet reste, comme nous l'avons dit, *infantile*.

Prenons maintenant, à sa naissance, un descendant
de phtisique, et cherchons à sauver sa frêle existence.
Nous le livrons, d'abord, à une nourrice saine et robuste,
bien nourrie elle-même, et n'ayant point besoin de travailler pour vivre. Cette nourrice s'occupera exclusivement de notre enfant, sous l'œil vigilant des personnes
intéressées. Voilà déjà une importante condition
d'hygiène préventive. Notre nourrice vit à la campagne,
mange des féculents et de la graisse. Au lieu du rosbeaf
et du pseudo-bordeaux parisiens, elle se nourrit de sou-
pes, de pommes de terre, d'épinards, de haricots, de
lait, de beurre, de lard, d'œufs, etc. Son lait, sous cette
influence, devient riche en crème et en phosphates, et
constitue, pour un bébé délicat, une alimentation suc-
culente; pour un rejeton de poitrinaire, le lait de la

nourrice est le véritable médicament aliment, capable d'influer sérieusement sur sa destinée ultérieure; puisque l'enfant (selon le mot du poète anglais) est véritablement le père de l'homme!

Cependant, nous ne retarderons point le sevrage. Nous continuerons à maintenir l'enfant à la campagne, au grand air, en lui donnant la nourriture et les habitudes du petit paysan. Au lieu de l'atmosphère nuisible et de l'existence sédentaire des villes, il aura l'oxygène et la vie active du village. Les mouvements raisonnés, les bains frais et salés, les frictions sèches ou alcooliques, combattront ses tendances natives au lymphatisme. Le soleil et l'ozone, développé par la végétation, contribueront, du reste, à cette action préventive pour la plus grande part. Nous laisserons le cerveau et les facultés intellectuelles sommeiller tranquillement jusqu'à l'âge de six ou sept ans; de crainte qu'en les éveillant, nous n'éveillions en même temps la méningite, cette odieuse maladie de l'enfance, qui frappe si volontiers les descendants de phtisiques, et dont le nom seul fait pleurer et trembler les mères!

À sept ans, la nourriture devient plus animalisée; l'enfant continue toujours à la campagne son éducation, où l'exercice rationnel prend toujours la large part. La gymnastique active et passive, l'équitation modérée, le saut, la course, la natation, la danse en plein air, la lecture et le chant à pleine voix (excellente gymnastique respiratoire) seront conseillés avec succès. C'est alors aussi que l'hydrothérapie peut être inaugurée : une douche de dix secondes, matin et soir. À ce moment également, pendant les cinq mois froids de nos climats, l'enfant introduira dans son alimentation, à doses progressives, l'huile de foie de morue, ce précieux aliment de la respiration compromise et de la nutrition languissante.

Nous menons ainsi notre petit client jusqu'à l'âge de la puberté : poursuivons avec lui la course de la vie.

A l'adolescent, nous recommandons encore l'hygiène, toujours l'hygiène, basée sur l'exercice et la gymnastique respiratoire, que nous avons dictée à l'enfant. C'est par ces moyens surtout, que nous ferons taire les passions qui s'éveillent, et que nous conserverons le plus longtemps possible le calme de la chasteté, si indispensable, à tous égards, pour le sujet prédisposé à la phtisie. A ce moment, intervenant, comme nous le devons, dans le choix d'une profession, nous rejetterons celles qui donnent lieu à des poussières minérales aiguës (diamant, silex, meulières, etc.); à des poussières métalliques de fer et de cuivre, et surtout à ces petits débris animaux (laine, poils, os), qui sont les plus offensants de tous pour le poumon. Les poussières végétales exercent une influence moins nocive. Nous conseillons également à notre client de fuir les gaz et vapeurs irritantes, et de continuer à éviter l'air confiné. Il résumera l'hygiène de sa chambre à coucher, dans cette formule, à la fois si brève et si complète, de Londe : « point de lampe, point de feu, point d'animaux, point de fleurs. »

L'alimentation du sujet prédisposé à la phtisie consistera en une nourriture riche et réparatrice, toujours choisie selon le goût de l'estomac. Les forces digestives

pourront, d'ailleurs, être artificiellement exaltées à l'aide
de la pepsine, des amers, de l'extrait de malt. On pres-
crira, surtout, comme aliments, les animaux entiers,
substances oléophosphorées : huîtres, moules, caviar,
escargots, écrevisses, poissons de mer, grenouilles; les
cervelles des jeunes animaux; les huiles et les graisses,
beurre, lard, moelle osseuse, pâtés de foie gras, olives,
gras de viande; le lait, pris chaud au sortir du pis de la
vache ou de la jument; les fruits bien mûrs; les céréales, et principalement la farine de maïs, riche en matières grasses, et le gruau d'avoine, riche en phosphate
de chaux; le chocolat, l'alcool (rhum, cognac, etc.) de
bonne qualité, et à petites doses, après les repas. Comme
boissons, le vieux vin de Bordeaux ou de Bourgogne al-
terné, un repas sur trois, avec la bière de bonne qualité.
Parmi les aliments minéraux, le sel de cuisine est assurément l'un des plus utiles, et A. Latour avait raison de
vanter le lait des chèvres nourries de sel, pour l'alimentation des phtisiques.

A propos de lait, il faudra faire bouillir toujours celui des villes, que nous savons suspect. De même, les
viandes et surtout les viscères des animaux de bouche-
rie, seront soumis à une sérieuse cuisson. C'est, en effet, dans le foie, le cerveau, les tripes, les rognons,
etc., que siègent le plus volontiers les lésions tubercu-
leuses des animaux. Ces lésions, peut-être analogues
à celles que la phtisie produit chez l'homme, sont rares
chez les moutons, et surtout fréquentes dans l'espèce
bovine.

Si le sujet dont la poitrine est délicate peut faire

choix d'un climat, nous lui enjoindrons, d'abord, de
fuir l'air vicié et malfaisant des villes. S'il s'agit d'un
homme du Nord, nous lui conseillerons une station mé-
ridionale, douce et abritée, où le vent ne souffle pas. Si
le sujet a les poumons très impressionnables, s'il a
éprouvé des bronchites sérieuses, des congestions pulmonaires, ou des crachements de sang, nous le mettrons
en garde contre les stations maritimes, et lui indique-
rons de choisir le climat, plus calmant et plus égal, des
forêts. Si au contraire, notre client est lymphatique et
torpide, l'air iodo-bromuré si pur de la mer, ou l'atmosphère stimulante des montagnes lui seront éminemment
favorables. La question de vie ou de mort est, ici, subor-
donnée à l'intelligence du médecin.

Nous ne saurions trop vous mettre en garde, chers
lecteurs, contre ces hôtels meublés, où une aggloméra-
tion de malades vient créer, au sein même d'un climat
béni, le milieu le plus nuisible. Certains sujets, dont le
terrain organique est prédisposé, et qui sont (comme on
dit) en état de *misère physiologique,* présentent les conditions de réceptivité morbides les plus marquées. Ils
résisteront mal, dans un milieu à ce point défavorable,
sinon contagieux et bacillaire. Dans les stations thermo-
hivernales, les phtisiques souillent incessamment l'air et
le sol des locaux où ils séjournent, par les produits de
leur respiration et par leur expectoration.

L'hygiène doit donc rejeter, comme le demande expressément le docteur Vallin, ces *salles d'inhalation*
communes, dans les stations de poitrinaires: rien de
plus regrettable qu'une semblable promiscuité respira-

3

toire. C'est pour cela que les hôpitaux de phtisiques, à moins d'être installés comme des *sanatoria* modèles, donneront toujours de déplorables résultats. Quoi qu'il en soit, nous voyons ici l'utilité pratique d'une doctrine fausse. La croyance à la contagion de la phtisie suscite aujourd'hui le plus accentué mouvement d'opinion contre l'atmosphère confinée et morbide, en faveur de la ventilation, des courants d'air, de l'exquise propreté. L'hygiène ne se plaindrait jamais, si toutes les théories médicales erronées avaient toujours, pour elle, de semblables résultantes !

Il faut aussi que le médecin s'attache, avec sollicitude, à la guérison des maladies susceptibles de causer la phtisie : les bronchites et les maladies respiratoires en général ; la rougeole et la coqueluche, ces antichambres de la tuberculose (*vestibula tabis*), seront particulièrement soignées jusqu'à leur complète guérison. Le manque d'appétit, l'ulcère de l'estomac, le diabète, et toutes les maladies, en général, qui conduisent à l'inanition et à la cachexie, devront être également surveillées, comme suspectes d'aboutir à cette détérioration terminale, la phtisie.

Après avoir exposé, d'une manière bien écourtée, l'hygiène préventive, disons quelques mots des précautions dont il faut environner le phtisique. Il devra coucher dans une chambre bien aérée, seul, sans femme ni enfant. Les époux feront non seulement lit, mais chambre à part. Si c'est la femme qui est phtisique, elle devra renoncer à la maternité et à l'allaitement. Les

locaux où respire un phtisique seront assainis fréquemment par des feux flambants de cheminée, une
ventilation énergique, et des pulvérisations fréquentes
d'essence de térébenthine. Les planchers et les murs,
surtout, seront nettoyés. Les crachats du malade seront
recueillis et désinfectés dans des vases contenant du
chlorure de zinc dissous dans l'eau bouillante. On vi-
dera deux ou trois fois par jour, ces crachoirs dans les
lieux d'aisance. Les mouchoirs, linge de corps, draps,
etc., seront, de plus, passés à l'étuve avant le blan-
chissage.

LES CAUSES DE L'ANÉMIE

La question de l'anémie, vieille également comme la médecine, mérite également notre intérêt. Les désordres engendrés par cette maladie confinent à presque tous les organes et retentissent sur tous les appareils de la vie. Si la marche de l'anémie n'est pas toujours immédiatement fatale, elle l'est indirectement ; par ses attaques sournoises, elle use peu à peu l'économie, provoque souvent des lésions organiques irrémédiables et toujours rend l'existence difficile à supporter.

Le globule rouge du sang, élément principal de « cette chair coulante » qui circule dans tous nos organes pour y distribuer la chaleur et la vie, est, dans l'anémie, le siège principal de la lésion : il est atteint non seulement dans sa quantité, mais surtout dans sa qualité.

Il se dépouille peu à peu du principe ferrugineux qu'il

contient (on sait que l'économie renferme assez de fer pour fabriquer une médaille de 7 à 8 grammes).

Les causes de l'anémie sont générales ou constitutionnelles. L'habitation des villes, dont l'atmosphère stagnante est le siège de respirations et de combustions exagérées, et où la végétation, dépuratrice de l'air, est notoirement insuffisante, explique la fréquence de l'anémie dans les grands centres et le nom de *malaria des villes* qu'on lui a infligé. A Paris, par exemple, où, sous le rapport de l'air vicié, la vie n'est qu'une asphyxie lente « dans un amas de fumier considérable », selon l'énergique expression de Boussingault, l'anémie fait de nombreuses victimes.

Ce sont les pauvres gens surtout qui subissent la mauvaise influence de cette cause, dans les logements encombrés, humides, privés de lumière, des arrondissements populeux. Toutefois, l'anémie n'est pas uniquement un mal de misère : les conditions sociales n'ont même qu'une influence accessoire sur son développement. Riches et pauvres sont égaux devant elle : seulement, le mécanisme morbide diffère dans les deux classes sociales, et cette différence se fait bien voir dans le traitement. En effet, l'anémie des pauvres est, d'une façon générale, plus facile à guérir, parce qu'elle tient à la misère sociale, essentiellement artificielle et souvent passagère. L'anémie des riches est plus rebelle, rivée qu'elle est (pour ainsi dire) à la misère physiologique, parfois acquise, il est vrai, mais toujours individuelle et souvent congénitale et constitutionnelle.

La privation de lumière a une action incontestée sur le développement de l'anémie. « Sans lumière, point de vie » : cette loi plane sur toute la nature ; les végétaux comme les bêtes blanchissent et s'anémient dans l'obscurité. « De toutes les fleurs, dit un poète allemand, la fleur humaine a le plus besoin de soleil ; et où le soleil n'entre pas, entre le médecin ». C'est l'action de la privation de lumière solaire, aidée par celle de l'air impur et de la misère, qui décime les pauvres mineurs et amène les épidémies d'anémie pernicieuse à Schemnitz (1777) et à Anzin (1802).

La faible densité de l'air semble aussi une cause réelle de l'anémie.

Le docteur Jourdanet, qui pratiqua longtemps au Mexique, explique l'anémie de Mexico par l'élévation de cette ville (2, 500 m. au-dessus de la mer) ; les habitants sont dans des conditions d'oxygénation insuffisante. Les centres importants de Potosi et de Quito (3 à 4,0000 m.) sont aussi décimés par l'anémie. L'action de la chaleur torride, en dilatant l'atmosphère, l'appauvrit également en oxygène : aussi les maladies des climats chauds (Sénégal, Indo-Chine) sont toujours précédées de l'anémie. Elle ouvre, pour ainsi dire, le cercle vicieux et, avec les autres agents météoriques et telluriques, amène, par un formidable échange de mauvais procédés, la léthalité énorme de ces pays.

*
* *

Envisageons maintenant les causes individuelles. Elles

sont nombreuses. On peut dire tout d'abord que l'anémie est, jusqu'à un certain point, héréditaire, comme
d'ailleurs les qualités de la plupart de nos tissus. La débilité physique et morale des parents, le lymphatisme et
le nervosisme des ascendants transmettent à l'enfant
une prédisposition organique à l'appauvrissement du
sang.

La femme est surtout prédisposée à l'anémie, qui se
rattache souvent chez elle à un trouble dans la mens-
truation; mais il est inexact de vouloir faire de ce fait
une proposition générale ; car les troubles de ce genre
sont aussi fréquemment l'effet que la cause de l'a-
némie.

Quoi qu'il en soit, la puberté chez la femme, et même
chez l'homme, est souvent l'occasion du développement
de la chlorose. Mais, chez l'homme, celle-ci est généralement passagère et facilement curable, tandis que chez
la femme elle s'installe souvent pour toute la vie, jusqu'à ce que, par sa continuité, elle amène des lésions
organiques graves.

L'origine de l'anémie chez la femme présente quelques interprétations particulières. On a, par exemple,
justement incriminé la constriction de certains corsets,
qui, en comprimant les organes digestifs, entravent la
nutrition et ne permettent qu'une alimentation insuffisante.

L'absence d'exercice, l'abus des purgatifs, la leucorrhée abondante, sont aussi des causes inhérentes au
sexe féminin: de même les veilles exagérées, l'oisiveté,
l'abus des bains chauds, les passions dépressives (tris-

tesse, ennui, amour contrarié). Parfois aussi l'alimentation est la cause de l'anémie chez les femmes. Ainsi, les médecins anglais accusent de bien des méfaits, en ce genre, l'abus du thé et des alcalins (bicarbonate de soude). Il est d'observation vulgaire que l'abus de vinaigre et des crudités est, pour les femmes, une cause d'anémie. Sans nier qu'il est des jeunes filles qui, pour se donner un teint clair, boivent du vinaigre et mangent de la craie, suivant le précepte d'Ovide (*Ars Amat. I*) :

Palleat omnis amans : color hic est aptus amanti, nous ferons remarquer que souvent, au contraire, l'ingestion du vinaigre indique la présence de l'anémie. Cette ingestion correspond, en effet, à un besoin instinctif de l'estomac, dont le suc digestif, diminué dans sa quantité et dans sa qualité, ne suffit pas à la digestion. Si des goûts bizarres existent, ils indiquent donc une perversion nerveuse, symptômatique d'une anémie déjà existante, qui ne serait, comme le pense Trousseau, qu'une névrose où l'altération du sang jouerait un rôle tout secondaire. Nous pensons donc, avec les plus grands médecins, qu'il ne faut pas empêcher les jeunes filles de manger du citron, des condiments vinaigrés, etc., dont elles sont si friandes. L'usage doit en être toléré : on ne réprimera que l'abus.

L'état de veuvage chez la femme est souvent une cause d'anémie, à cause des troubles apportés dans le fonctionnement de certains organes et de certains instincts. La profession religieuse également, et pour des raisons analogues, mais aussi à cause d'une alimenta-

tion monotone, peu digestible, souvent restreinte ou
même nulle (jeûnes), et aussi à cause de la claustration
qui supprime souvent l'air et la lumière. Les professions dans lesquelles la femme est exposée aux vapeurs
de charbon (cuisinières, repasseuses, etc.), amènent
très rapidement l'anémie. L'oxyde de carbone en est
la cause; il cause la mort du globule, qui est l'élément
primordial du liquide sanguin.

La femme trouve même dans l'exécution normale de
ses fonctions les plus essentielles, une condition de développement pour la déglobulisation de son sang. C'est
ainsi que les grossesses répétées, en dehors de tout accident, sont une cause puissante d'anémie. De même
l'allaitement, surtout lorsqu'il est prolongé. Mais souvent, dans ces cas, c'est la maladie des divers organes
(estomac, utérus) qui retentit sur l'économie, et dont la
chlorose n'est, pour ainsi parler, que le miroir réflec-
teur : bornons-nous ici à signaler les causes de l'anémie
vraie, c'est-à-dire dégagée de toutes les affections dont
elle peut être le symptôme.

Chez le vieillard, l'anémie est, pour ainsi dire, la règle. Les organes, usés par le temps, voient leur fonctionnement troublé : le cœur et les artères sont souvent
malades, la nutrition intime des tissus est toujours
entravée. Faiblesse dans les sympathies organiques,
manque d'ampleur dans les réactions vitales : voilà la
caractéristique de l'organisme du vieillard, même dans
ses manifestations morbides les plus graves.

L'IMMIGRATION EN FRANCE

L'immigration étrangère qui s'accroît sans cesse, in-
troduit, peu à peu et d'une manière inquiétante, ses
éléments envahisseurs dans notre pays. Le caractère
national propre en est troublé : n'y a-t-il point là de
sérieuses menaces pour l'avenir ?...

Si quelque chose peut nous consoler de ces progrès de
l'immigration, c'est l'histoire qui nous montre toujours
l'immigration ayant lieu chez les nations les plus riches
et sur les sols les plus fertiles : « *Patria est ubicumque
bene* ». Ce que les Allemands ont librement traduit :
Was ist deutsches Vaterland ? Où est la patrie allemande ? Partout où l'on parle allemand ; ou plus fran-
chement : « partout où l'on mange de la choucroûte. »

Au siècle dernier, l'émigration était une véritable
maladie française. Mais aujourd'hui les temps sont
changés, et c'est plutôt l'immigration qui menace notre
vitalité nationale. La France dépouille chaque jour un

petit morceau de sa nationalité, *ce vêtement de l'humanité* comme l'appelait Portalis) ; et elle cherche à mériter de plus en plus son surnom d'*auberge du monde.*

Un de nos savants démographes, le docteur Lagneau, vient d'étudier la marche de l'immigration en France: il se trouve qu'elle a plus que triplé en trente ans. Le pays qui nous fournit le plus d'immigrés est la Belgique. Puis, viennent l'Italie, la Suisse, l'Allemagne, l'Angleterre, l'Espagne, etc. L'Angleterre est le seul pays qui nous envoie plus de femmes que d'hommes. Généralement, il y a peu d'étrangers dans les départements du Nord-Ouest et du centre; ils sont surtout nombreux dans l'Est, le Midi et dans les régions qui possèdent de grandes villes. La proportion des étrangers en France est de 27 pour 1000; 69 pour 1000 pour la Seine; 129 pour les Bouches-du-Rhône, et 174 pour le Nord, le plus *favorisé...*

Les étrangers s'établissent surtout (et la chose est assez naturelle), dans les départements voisins de leur pays. C'est ainsi que le Nord contient 250,000 Belges, alors que les autres départements (excepté ceux du Nord-Est), en contiennent très peu. Les immigrés italiens occupent la Corse et le littoral méditerranéen ; les Espagnols s'éloignent peu des Pyrénées.

Quelques étrangers riches se fixent à Trouville, Biarritz, Pau, Nice, Paris, pour mener, dans ces villes de dépenses, une vie facile et luxueuse. Mais la plupart immigrent en France pour y vivre à bon marché, y faire du commerce, et surtout pour chercher du tra-

vail. Les Suisses, Espagnols, Italiens et Belges immigrent
volontiers chez nous, parce que leurs salaires sont bien
moins élevés dans leurs pays. Les nombreux Italiens
de Paris sont employés au balayage, aux égouts, aux
chemins de fer, aux raffineries, à la Compagnie du
gaz, à des industries diverses. Leur invasion est le triom-
phe du capitaliste, qui peut économiser sur les maigres salaires du travailleur; les étrangers augmentent
ainsi dans le prolétariat la misère, cette grande pourvoyeuse de la mort. Ils disputent son pain, son air et
son sol à l'ouvrier français, et abaissent sans cesse ses
pauvres ressources ; jusqu'à ce que l'immigration, toujours augmentée, devienne la robe de Déjanire de l'industrie française !...

M. G. Lagneau compare justement les immigrants
belges, italiens, allemands, etc., attirés chez nous par
les salaires, aux Chinois qui envahissent les Etats-Unis
pour des raisons analogues. Mais aurons-nous, comme
San Francisco, la force nécessaire pour résister au
flot envahisseur ? Et puis, les Allemands, les Italiens ne
sont-ils pas mille fois plus dangereux pour nous, que
les Chinois pour l'Amérique ? « En temps de paix, disait le regretté Bertillon, ils ramènent chez eux et leur
économie et leur descendance ; en temps de guerre, ils
s'unissent, ou même s'arment contre nous, avec tous les
avantages que leur donnent leurs relations et la con-
naissance du pays ! » Souvenons-nous qu'en 1866, la
France comptait 106,606 Allemands non naturali-
sés !...

A Paris, le recensement de 1881 indique la présence

de 104,058 étrangers : 45,288 Belges, 31,190 Allemands, 21,577 Italiens, 20,810 Suisses, 10,789 Anglais, 6,250 Hollandais, 5,927 Américains, 5,786 Russes, 4,982 Autrichiens et 3,616 Espagnols. Quand on pense aux charges qu'impose cette colonie au budget de la Ville, et notamment à celui de l'Assistance publique, on se prend à être de l'avis de M. Marsoulan, qui proposait au conseil municipal de faire rapatrier d'office par les consuls, tous les étrangers qui ne justifieraient pas d'un travail assuré. Car 9/10 de ces immigrants sont des malheureux, comme l'a démontré M. Songeon.

On peut ajouter fréquemment aussi : *des criminels*. Car l'immigration (M. Lagneau le prouve par les faits), accroît notamment la criminalité. En France, sur 100,000 Français, il y a 32 criminels, et sur 100,000 étrangers, il y en a 90 ! Qui pourra supputer le nombre de rixes et de querelles meurtrières, que les Belges suscitent dans le Nord, et les Italiens à Marseille ?

C'est aux économistes et aux politiciens qu'il appartient de chercher les moyens pratiques pour restreindre le parasitisme des immigrants, qui viennent usurper notre travail et s'alimenter de notre production, au détriment de la vie même de nos nationaux ! Seulement, voilà le malheur : une loi qui restreindrait l'immigration serait une atteinte portée au tout-puissant Capital ; puisque, comme l'a démontré Karl Marx, tout le secret de son existence est dans ce simple fait, qu'il dispose d'une certaine quantité de travail d'autrui *qu'il ne paie pas !*

LA DÉPOPULATION DE LA FRANCE

Le regretté Bertillon a jeté, depuis longtemps déjà, un cri d'alarme. Dans tous nos départements, la natalité s'affaiblit, et même dans certains d'entre eux où, pourtant, la nuptialité s'élève. Ainsi dans le Gers, l'Ariège, etc., etc., on assiste à ce phénomène bizarre : plus il y a de familles et moins il y a d'enfants !

Dans une récente communication faite à l'Académie de médecine, le docteur Lagneau vient encore d'attirer l'attention sur cette question vitale de la dépopulation française. Notre race n'a pourtant subi, depuis cinquante ans, aucune dégénérescence sensible ! L'application de la loi Roussel a même diminué l'effroyable mortalité qui pesait sur les nouveau-nés. Et cependant, notre multiplication est actuellement quatre fois moindre que celle de nos voisins les Anglais et les Allemands...

C'est surtout en Normandie, en Picardie, dans la

région de l'Est, le bassin de la Garonne et les départements alpins, qu'éclate cette diminution de la population. Lorsqu'on en recherche les causes, on voit qu'elles tiennent surtout à l'émigration des agriculteurs
dans les grands centres industriels. Les villes, que
Jean-Jacques Rousseau appelait les « *gouffres de l'espèce humaine*, » reçoivent cette émigration de sujets valides, et renvoient en échange aux campagnes leurs propres nouveau-nés, dont la mortalité énorme (on le sait),
vient grossir l'excédant des décès sur les naissances
dans certains départements.

Les économistes prouvent que, plus la propriété se
divise, plus la natalité s'affaisse. Très élevée dans les
familles agricoles, qui ont besoin de bras nombreux,
elle diminue dans la population industrielle des villes,
pour se réduire enfin à son *minimum* chez les petits bour-
geois, rentiers, employés, etc. Les employés! leur nombre ne croît-il pas chaque jour, dans notre beau pays,
dont l'Administration est, dit-on, si enviée ? Ce sont
eux surtout qui contribuent à la diminution des naissances, par égoïsme ou même par amour paternel, pré-
férant ne rien engendrer, qu'engendrer des misérables.
Rappelez-vous la caricature de Gavarni, représentant
un jeune ménage d'employé: « Pas encore d'enfants ?
— Oh non ! nous sommes logés si petitement ! »

En Normandie, la dépopulation tient principalement
à l'état de division de la propriété. Il y a vraiment des
régions agricoles en France où de profonds changements dans le sol (quelque chose comme une loi agraire)
seraient nécessaires pour remettre l'agriculture en hon-

neur. Quoi qu'il en soit (sans des conditions sociales notoirement défavorables) nos populations normandes devraient être, par nature, très prolifiques : car elles appartiennent aux races scandinave et gallo-celte, bien connues par leurs aptitudes distinguées pour la procréation.

Les départements diffèrent beaucoup, du reste, sous le rapport de la fécondité des épouses. Ainsi pendant que dans le Lot-et-Garonne, 1,000 épouses de 15 à 50 ans ne fournissent que 101 naissances annuelles, le Finistère en donne 281. Quant aux grossesses doubles, elles sont assez rares en France. La Suède en fournit 15 pour 1,000, et nous 8 seulement.

Bertillon a démontré que notre natalité est celle qui rétrograde le plus ; et que si ce mouvement continue, nous descendrons bientôt à l'état d'une nationalité minuscule en Europe. A nous voir, on ne dirait pas que dix mille émigrés français ont pu devenir, en deux siècles, un million de Canadiens ! C'est que nous capitalisons, hélas ! au détriment de notre descendance. Tandis que l'Allemagne paie à sa multiplication plus de 1 milliard 1/3 par an, nous, au contraire, nous économisons 1 milliard 1/4, en restreignant notre prolification.

Voilà pourquoi notre France est toujours si riche et pourquoi les Allemands sont toujours si pauvres! Mais les enfants ne sont-ils pas la vraie richesse, le réel avenir d'une nation ? Pauvre en bras, la France est aujourd'hui contrainte de recevoir et d'héberger plus de 1 million d'étrangers, dont elle a le plus absolu besoin :

nous avons insisté tout à l'heure, sur cette plaie de l'immigration, qui ronge notre inféconde patrie.

Creusons un peu les causes de ces tristesses. Que voyons-nous ? Le mariage contemporain, sorte de prostitution légale, qui, le plus souvent (selon le mot de Byron) naît de l'amour à peu près comme le vinaigre du vin. Le riche, qui (dans l'Evangile selon Malthus) aurait seul droit à toutes les jouissances du mariage est celui qui cherche le moins le monopole de la reproduction. Il pratique donc le *moral restreint*, l'obstacle privatif, et veut cueillir la fleur sans le fruit.

Sachant que la loi d'accroissement de la population porte en soi le germe fatal de la misère, il cherche à conserver et à augmenter son avoir personnel, ou bien à ne le transmettre qu'à un unique enfant. Et, pendant que le riche tremble à chaque instant d'engendrer des pauvres, le pauvre (qui n'a rien à perdre) ne recherche dans la conception qu'une jouissance momentanée, une des rares qui lui soient permises ! Il méconnaît le fatidique axiome : « Là où naît un pain, naît un homme. » Et il crée sans relâche des descendants, qui viendront grossir encore les misères sociales. *Prolétaire* ne vient-il pas du latin *proles*, descendance ?

Mais cet état de choses, nous dira-t-on, existe également en Angleterre et en Allemagne. Cela est vrai ; mais ces nations ont une énorme émigration annuelle dans leurs colonies, et il n'est point de meilleure soupape de de sûreté à une natalité touffue. Les économistes de ces pays ont, d'ailleurs, mis plus d'une fois le doigt sur la plaie. Weinhold ne proposait-il pas *d'infibuler*

tout être mâle n'ayant point le revenu suffisant pour se
nourrir, lui, une femme et deux enfants?

Au lieu de cette proposition peu sérieuse, l'illustre
John Stuart-Mill a éloquemment réclamé la limitation
de la famille. Une loi, disait-il, devrait restreindre la
propagation de l'espèce, et interdire à chacun d'avoir
plus qu'un nombre très limité d'enfants. Et le grand
économiste démontre que le bien-être de l'Etat dérive-
rait de cette limitation. La productivité du travail en
augmenterait, ainsi que le taux des salaires. La réduction des heures excessives de labeur, la suppression des
charges qui pèsent sur le gouvernement, par le fait des
pauvres : que dis-je, l'extinction du paupérisme lui-
même, dériveraient de cette loi bienfaisante, qui garan-
tirait à chacun sa part au soleil de l'existence. « Car les
grandes familles, ajoutait dernièrement le docteur
Drysdale, sont la cause réelle des salaires dérisoires et
de la cherté de la vie, dans les vieux pays civilisés. »

Toutes ces théories malthusiennes ont certainement
du vrai. Mais elles font trop bon marché des progrès
industriels et du rôle que joue aujourd'hui l'unité humaine dans la production générale d'un pays. Non seulement nous ne devons pas, en France, imposer par
une loi la restriction volontaire (on se demande, d'ailleurs, quel pourrait être le mécanisme de l'application
d'une semblable loi, et quelle pourrait être sa sanction).

— Nous ne devons même pas songer à conseiller de
semblables pratiques. Profondément nuisible, en effet,
au pays et à la race, la restriction est également mauvaise pour la santé des époux. Toute fonction a besoin

de son mécanisme complet et final : sinon, elle devient funeste à l'économie et rompt l'équilibre de la santé. Le mariage est fait pour la reproduction seule, et non pour son simulacre. Le devoir de l'Etat serait donc plutôt d'encourager d'une manière efficace et pratique les nombreuses familles.

Il y a péril en la demeure : il faut, à toute force, empêcher le *moral restreint*, inventé par cette sirène de Malthus! Nous proposerions presque la résurrection d'une vieille loi romaine (une certaine loi Manlia), qui dotait les jeunes filles pauvres, au moyen d'un impôt perçu sur les célibataires et les oisifs. Sincèrement, dans le Recueil de nos lois, nous en connaissons de plus bêtes : n'est-ce pas, lecteur?

LES JUIFS

Le monstrueux procès de Tisza-Ezzlar, et l'étonnante apparition en France du journal (aujourd'hui décédé) qui s'appelait l'*Anti-Sémitique*, avec l'épigraphe : « *Le Juif, voilà l'ennemi!* » ont donné à la question des Juifs un regain d'actualité. Tout semble prouver que le rôle ethnologique de la race juive, à laquelle Moïse avait assigné le programme de civiliser et de peupler le monde, tout semble prouver que ce rôle est aujourd'hui près de prendre fin. Mais la race de Sem, « cette race bénie de Dieu » poursuivra sa belle et douloureuse épopée, jusqu'au jour où elle aura reconnu la nécessité sociale de son croisement avec les races chrétiennes. L'union consanguine est un sûr moyen d'élimination pour les races comme pour les individus : ce n'est pas un levier de multiplication et d'amélioration pour la famille humaine. « Par quel aveuglement déplorable, disait Joseph de Maistre, l'homme qui dépense une somme

énorme pour unir le cheval d'Arabie à la cavale nor-
mande, se donne-t-il sans difficulté une épouse de son
sang ? » Les mariages des Juifs entre eux ont fait dé-
générer leur race si belle, si forte, si résistante, et l'ont
empêchée de poursuivre son idéal de multiplication,
d'égaler en nombre les étoiles du ciel et les grains de
sable de la mer.

C'est que la consanguinité agit en exagérant tous les
éléments mauvais de l'hérédité, qui s'accumulent sur
l'individu pour l'abrutir, et entravent le développement
de l'espèce, assuré dans la nature par le croisement des
êtres. Car la loi du croisement, comme celle de la sélection, domine implacablement tous les êtres vivants; la
bénédiction de la race de Sem par Jehovah ne saurait
sérieusement infirmer cette loi scientifique et naturelle.

D'après les beaux travaux statistiques du professeur
Bruniati, la population israélite est actuellement de 7
millions d'individus. L'Europe en compte 5 millions
1/2, diversement répartis selon les races. Sur onze cents
individus de race latine, on compte 1 juif, et 40 pour
1,000 dans les races slaves. Il y en a cinquante mille en
France; mais il faut leur ajouter les trente-cinq mille
Algériens israélites, que naturalisa, en 1870, le philanthropique décret de Crémieux.

Malgré le défaut de croisement, l'augmentation de la
population juive est bien plus rapide que celle des populations chrétiennes. Cela tient à ce que les israélites
se marient jeunes, souvent entre vingt et vingt-cinq ans.
De plus, chez eux, les naissances illégitimes sont bien plus
rares que chez les autres habitants, et tous nos lecteurs

savent l'excessive mortalité qui pèse sur les enfants naturels. Enfin, le nombre des naissances mâles est bien
supérieur chez les juifs à celui des naissances féminines, au lieu de leur être sensiblement égal : ce fait a
été récemment mis en lumière par le docteur Lagneau,
dans un savant mémoire présenté à l'Académie des
sciences morales et politiques.

L'interdiction des mariages mixtes a conservé à la
race de Sem ses caractères ethnologiques distincts, de
même que la loi mosaïque lui a psychologiquement conservé ses mœurs et ses habitudes d'existence concentrée.
Nulle part la vie dite de famille n'imprime mieux ses
effets sociologiques : mais ce fait n'a pas une origine
purement religieuse. Il provient des nécessités sociales
et politiques qui pesèrent de tout temps sur la race
juive. Rien n'est plus fécondant que le sang des martyrs rien n'a élargi l'esprit de solidarité chez les Israélites, comme la persécution historique dont ils furent
les victimes, et dont la légende du *Juif Errant* nous
offre (croyons-nous) un reflet populaire.

Les Juifs conservent beaucoup plus d'enfants et ont
beaucoup moins de mort-nés que les autres races. Leur
vie moyenne est plus longue; leur accroissement par
l'excédant des naissances sur les décès est plus rapide.
Ils ont réalisé le mot de Michelet et ont fait réellement
un art de l'acclimatation : sous toutes les latitudes, sous
toutes les longitudes, les Juifs s'acclimatent et se repro-
duisent. Dans les pays chauds et inhabités, comme
dans les grandes cités d'Europe, ils échappent aux épidémies, résistent aux maladies contagieuses, sont peu

atteints par les miasmes et les virus. Ils fournissent
très peu de victimes à la syphilis, à la phtisie, à la
scrofule, ces trois fléaux qui déciment et abâtardissent
notre monde occidental.

Cette vitalité supérieure étonnante, et ces immunités
physiologiques absolument démontrées, tiennent beaucoup à l'exacte observation des règles d'hygiène que
trace le Thalmud à tous les enfants de Moïse. Le Dr Ri-
chardson (de Montréal) a prouvé péremptoirement que
les Juifs qui respectent et suivent partout exactement
les notions sanitaires édictées à l'époque biblique, se
portent mieux et vivent plus longtemps que les Juifs libres penseurs. Nous croyons aussi, d'après la lecture
approfondie du Deutéronome, et celle du remarquable
travail de notre confrère parisien Rabbinowicz sur la
Médecine du Thalmud, que les règles d'hygiène édictées
par Moïse ne s'appliquent pas seulement aux climats
de la Judée et de l'Egypte, mais qu'elles sont capables
d'étendre en tous lieux leur salutaire influence. La
bienfaisante et modératrice action du mariage, surtout
contracté entre individus jeunes; le choix des professions
sédentaires et peu fatigantes; l'esprit d'économie et de
tempérance; *la morale génésique sévère;* la simplicité des
goûts et des mœurs, rendent également compte des heu-
reuses immunités de la race juive.

Admirons et protégeons cette race dont le rôle civili-
sateur n'est pas terminé, et qui s'est miraculeusement
conservée à travers les âges, intacte comme nombre,
gardant précieusement ses traditions et ses habitudes!...

Les superstitions, ces hideuses vipères
Fourmillent sous nos fronts, où tout germe est flétri :
Nous portons dans nos cœurs le cadavre pourri
De la religion qui vivait dans nos pères.

Ces vers de Hugo s'appliquent surtout à nos illustres races latines, si dégénérées, et qui supportent si mal la comparaison avec la pauvre et antique postérité d'Abraham et de Jacob. Celle-ci tient toujours debout, et nous fait craindre encore l'oppression.

A cause de cette puissante vitalité même, la race juive est, de nos jours pourtant, menacée dans son existence. Quoique l'anti-sémitisme trouve peu de partisans réels dans notre généreuse patrie, qui sait ce que la révolution économique réserve à la race juive? Rien de bon assurément, car la Révolution visera d'abord à exproprier les possesseurs...

Politiquement comme physiologiquement, les Juifs ont leur seul avenir et leur seul refuge dans le croisement. Le retour à cette loi de nature leur transfusera, avec un sang nouveau, une nouvelle virilité physique et morale. Et puis, dans nos temps troublés, la religion juive elle-même peut-elle se passer de *révision?*

LA FÉCONDATION ARTIFICIELLE

(A PROPOS « DU FAISEUR D'HOMMES »)

Le Faiseur d'hommes est l'essai de *mise en roman* de l'un des plus intéressants problèmes physiologiques : celui de la génération; et ce coup d'essai est vraiment un coup de maître. Fort opportunément, l'ouvrage est dédié à la mémoire de Claude Bernard, l'illustre penseur qui, dans son *Introduction à la médecine expérimentale*, écrivait cette phrase : « S'il fallait définir la vie d'un seul mot, je dirais : *La vie, c'est la création.* »

MM. Dubut de Laforest et Yveling Rambaud envisagent, dans le *Faiseur d'hommes*, la fécondation artificielle, et décrivent, d'une manière très délicate et *très chaste*, les indications de cette opération. C'est à peu près tout ce qu'ils pouvaient faire : ils ne pouvaient guère s'embarquer (en cette étrange matière) dans la description d'un manuel opératoire des plus scabreux.

4

Ce livre, « austère comme la science », aura, d'ailleurs, pour suite le *Fils du faiseur d'hommes*, où les auteurs étudieront, aux points de vue physique et moral, ce que doit être le produit de la fécondation artificielle. Cette suite ne saurait manquer d'être intéressante, surtout si les auteurs savent s'inspirer des derniers travaux relatifs à l'hérédité.

La fécondation artificielle est une opération qui jamais — on peut le prédire — ne deviendra courante (et cela, pour des raisons qui sont surtout morales) ; mais elle est parfaitement possible médicalement, de même qu'elle est très légitime au point de vue social.

Le plaisir sexuel n'est certainement pas nécessaire à la conception, et n'a pas grand'chose à y voir. Pour prouver la vérité de cette proposition, il suffit de considérer les grossesses survenues à la suite du viol et du sommeil narcotique ou hypnotique.

Il est certain aussi qu'on attribue trop volontiers à la femme seule la stérilité dans le mariage, alors que l'homme est souvent l'auteur de l'incapacité procréatrice. Telle femme, mariée deux fois à des hommes d'une égale vitalité, concevra avec l'un et restera stérile avec l'autre.

Quoi qu'il en soit, la stérilité des mariages augmente dans des proportions inquiétantes. D'après les statistiques de Gross, Courty, Pajot, etc., que nous venons de consulter, l'homme n'est guère stérile qu'une fois, sur huit cas de mariage infécond. La vie génitale de l'homme est, d'ailleurs, bien plus longue que celle de la femme. Elle s'étend de 14 à 80 ans, tandis que chez la femme elle dure de 11 à 50 : ces chiffres constituent, bien entendu, des moyennes...

La France comprend 18 millions de femmes, parmi lesquelles 6 millions sont à l'âge où elles peuvent concevoir. Mais, d'après les recherches de Dechaux (de Montluçon), il faut distraire de ce nombre 2 millions de stériles. Parmi celles-là, il est vraisemblable qu'un grand nombre pourraient être fécondées artificiellement. Des vices de conformation, déviations, rétrécissements chez l'homme; et chez la femme, des oblitérations, cloisonnements, bouchons muqueux, déviations utérines (antéversions), empêchent très fréquemment la grossesse. D'autres fois, ce sont des spasmes, des contractures par appréhension, ou bien l'altération acide des sécrétions normales qui entravent   ...ossesse ; cette dernière cause (*cause chimique*) c ...que, en partie, la stérilité bien connue des prostituées.

Si donc les époux sont sains et exempts de diathèses, et si le défaut de conception tient à quelqu'une des causes dont nous avons fait la discrète énumération, la fécondation artificielle constitue une intervention curative très logique. C'est une ressource, il est vrai, ultime, nécessaire seulement lorsque les causes de stérilité (étudiées à fond et méthodiquement traitées chez les conjoints), sont susceptibles de disparaître par une direction favorable imprimée aux forces naturelles. « *Quo natura vergit, eo ducendum* », éternelle devise du médecin, et devise aussi du progrès.

Quel est, en somme, le but moral et social du mariage? La reproduction de l'individu, la propagation

de l'espèce. Comment donc une intervention médicale, concourant à ce but *naturel*, peut-elle être
taxée d'immoralité ? Il est bien plus antisocial d'a-
bandonner à elle-même la famille stérile. Aussi, le récent jugement du tribunal de Bordeaux, déclarant
dangereuse et réprouvée par la loi naturelle la fécondation pratiquée médicalement, ce jugement, disons-nous,
n'a trouvé personne pour le défendre. Tout le monde
l'a déclaré absurde, parce que tout le monde a compris
que la dignité du mariage a plutôt à gagner qu'à perdre, à voir se généraliser ces pratiques. L'enfant seul
constitue le foyer conjugal ; en favorisant la production
de ce petit être, la médecine fait, comme toujours, œuvre de bien et tâche honorable : « Car il faut bien entendre, comme le disait Ambroise Paré, que tant plus
nostre bonne science est cogneue, tant plus elle est es-
timée et mérite de l'estre. »

Il est probable que l'idée de la fécondation artificielle,
comme beaucoup d'idées modernes, se perd dans la
nuit des âges. Hérodote dit que, de tout temps, on a
fécondé artificiellement les dattiers. De nos jours, Hooi-
brenk a démontré que l'on pouvait augmenter la production des céréales en favorisant la dispersion du pol-
len mâle, et son contact avec les ovaires. Don Pinchon,
que l'Eglise a canonisé sous le nom de *Saint Guillaume*,
fécondait artificiellement les œufs des poissons, en ver-
sant sur eux la laitance du mâle (1164). Cette découverte renfermait en germe l'art contemporain, si
fructueux et si économique, de la *pisciculture*, que l'illustre Coste devait pousser à ses derniers perfectionne-

ments Une autre lumière de l'Église, l'abbé Spallanzani (auquel la physiologie est redevable des plus grandes découvertes) fit, plus tard, sur les mammifères les plus élevés de l'échelle des êtres, d'intéressantes expériences de fécondation, « per tentar di sciogliere il grand problema della generazione. » (Modène, 1797.)

Ces expériences sont tout aussi faciles chez la femme. On conçoit seulement que le manuel opératoire soit *plus délicat*... Les premières observations de fécondation artificielle de la femme sont dues à un médecin de Paris, le docteur Girault (1838). Depuis quelques années surtout, un grand nombre de faits favorables ont été relatés par Pajot, Courty, Chéron, Seiler, Guibout, etc. Nous ne connaissons de ces maîtres que peu de revers ; l'opération, pratiquée convenablement (lorsqu'elle est, bien entendu, nettement indiquée), ne compte que des succès à son actif et ne présente, d'ailleurs, aucun danger. Quant aux diverses méthodes (sur lesquelles nous ne nous appesantirons pas) elles consistent en artifices très dignes, très scientifiques, et qui ne sauraient choquer les sentiments les plus scrupuleux.

Ce qu'il y a peut-être de plus choquant, c'est *le mot*, et non la chose. Qu'on remplace l'appellation de *fécondation artificielle* par celui de fécondation *médicale* ou *scientifique* : bien des scrupules s'évanouiront par ce simple changement.

LA COMPARAISON DES DEUX SEXES

Le docteur G. Delaunay, voulant protester contre « les prétentions sentimentales d'une école politique qui professe que la femme est intellectuellement l'égale de l'homme », a traité d'une manière très remarquable le parallèle complet des deux sexes au point de vue de l'anthropologie.

« S'il n'existait pas d'animaux, a dit Buffon, la nature de l'homme serait incompréhensible. » Il nous faut donc chercher ici des points de comparaison en parcourant les divers échelons de l'animalité. Dans les espèces supérieures (oiseaux, mammifères), le mâle est toujours organisé d'une manière plus complète et plus intense au point de vue des phénomènes de la nutrition. Le sang, cette source de la chaleur animale et de l'organisation vitale ; le . sang, « cette vie de la chair », comme l'appelle l'Ecriture, est bien plus riche dans ses éléments constitutifs chez le mâle que chez la femelle des grands vertébrés ; l'estomac, le roi de l'économie, « le maître-archée qui change le pain en sang » est bien plus robuste et plus capable chez l'homme que chez la femme : l'Assistance publique sait, d'après M. Delaunay, qu'un garçon coûte plus cher à nourrir qu'une fille.

Les fonctions respiratoires, qui renouvellent l'oxygène du sang et vivifient cette *chair coulante*, sont également bien plus actives chez l'homme que chez la femme ; d'où il résulte que la température est chez lui plus élevée, et les phénomènes de combustion, qui entretiennent la vie, plus actifs et plus parfaits. Le squelette, cette charpente osseuse qui sert de support aux organes de la vie de relation, est aussi plus dense et plus résistant chez le mâle : le système osseux de la femme est intermédiaire entre ceux de l'enfant et de l'adulte masculin (Topinard). La taille et le poids du corps sont inférieurs dans le beau sexe ; le pied y est plus plat et moins cambré, ce qui est un signe d'infériorité ; la voix est plus aiguë ; le système musculaire moins puissant et moins adroit dans son mécanisme fonctionnel.

D'importantes différences séparent le cerveau féminin du cerveau masculin. La capacité moyenne du crâne de la femme est inférieure de deux cent vingt centimètres cubes, le poids du cerveau inférieur aussi en moyenne de cent soixante-douze grammes au poids du cerveau masculin. — Enfin (fait important) la hauteur du crâne, qui indique la prédominance des circonvolutions intellectuelles, est bien moins marquée chez la femme que chez l'homme.

Wagner a donc eu raison d'écrire que le cerveau de
la femme est toujours dans un état plus ou moins
embryonnaire. ·

Il est bien entendu que nous parlons ici en général;
les lois de la biologie n'ont pas une valeur absolue, et
constituent de simples moyennes qui ne sont pas toujours susceptibles d'une application individuelle. Ainsi,
pour ce qui est des fonctions de l'intelligence, il est
vrai de répéter, avec Marchal (de Calvi), que l'intelligence
est agame comme elle est glabre, ce qui veut dire
qu'elle n'est pas toute du côté de la barbe.

Cependant le fonctionnement intellectuel diffère sensiblement dans les deux sexes. Par des observations très
justes et des statistiques fort concluantes, G. Delaunay
prouve que la femme est moins criminelle, plus chari-
table, plus changeante, plus bavarde, plus peureuse,
etc., que l'homme. Mais ces caractères ne sont-ils pas la
résultante de l'éducation ? Si la femme est superficielle,
inconstante, arriérée, si le sexe auquel elle appartient
produit moins d'individualités éminentes, cela ne tient-il
pas plus à l'infériorité de son fonctionnement éducatif
dans nos sociétés, qu'à l'infériorité réelle de sa constitution organique native ?

Quoi qu'il en soit, dans le sexe féminin, les facultés
de sentiment prédominent évidemment sur les facultés
d'intelligence proprement dite. Cela doit tenir évidemment à l'organisation inférieure des tissus anatomiques
et à la moindre richesse du sang chez la femme. Chacun sait en effet le rôle modérateur du système nerveux, le rôle *antispasmodique*, si l'on peut dire, que joue

dans l'économie animale le liquide sanguin. Dans les maladies où le sang s'appauvrit en qualité et en quantité, on voit constamment le système nerveux s'exaspérer, implorant par ses cris, comme le dit pittoresquement Romberg, un sang plus riche et plus généreux.

La femme est plus précoce que l'homme, elle croît plus vite et décroît de même (Cabanis) : chez les races animales comme chez les races humaines, la femelle est plus tôt bornée que le mâle et arrive plus rapidement à son développement complet comme taille, poids, évolution cérébrale, etc. Dans les races d'hommes inférieures, les différences sexuelles s'atténuent, et M. Delaunay fait remarquer avec raison que chez les peuplades arriérées de l'Afrique, de l'Amérique et de l'Océanie, il n'est pas rare de trouver le sexe féminin moins faible et plus intelligent que le sexe masculin.

Dans les pays civilisés, dans nos villes par exemple, la femme des classes inférieures de la société est souvent moins abrutie que l'homme, et son intelligence est plus éveillée. Mais dans les espèces supérieures comme dans les classes sociales élevées, la femme est constamment inférieure à l'homme, au physique comme au moral.

L'égalité absolue des sexes est donc anthropologiquement irréalisable, à moins de vouloir retourner en arrière sur la route du progrès, et transformer l'Européen en Boschisman. Le type féminin porte l'empreinte originelle de différences physiques diamétralement opposées au type masculin ; le fonctionnement spécial que la nature a dévolu à la femme empêche à tout jamais celle-

ci de devenir l'égale de l'homme, en tant que fonctionnement moral : « *Propter uterum mulier*, » voilà la
vérité la plus vraie proférée sur le sujet. Léon Gozlan
a donc émis, sous une forme plaisante, une opinion
profondément juste, lorsqu'il a écrit : « Le jour où les
femmes porteront culotte, la population s'arrêtera. »

LE LENDEMAIN DU MARIAGE

C'est avec raison que notre collègue et ami le docteur Coriveaud proteste, avec tous les hommes de bon sens, contre le voyage de noces, cette mode absurde, immorale et grosse de périls. Il est dangereux, à tous égards, d'ajouter aux émotions conjugales de la jeune mariée les fatigues de tout genre, forcément entraînées par un voyage quelconque. D'ailleurs un enfant conçu au milieu des troubles et des cahots est souvent compromis, et condamné *ab ovo*, on peut le dire. Les trois quarts des fausses couches des jeunes mariées sont dues au voyage de noces, et n'ont pas d'autres causes. Il est donc grand temps de mettre fin à un usage que la morale, de concert avec l'hygiène, réprouve absolument. Ce sera l'œuvre des « *nouvelles couches* » féminines d'opposer, à l'avenir, la force d'inertie aux sots entraînements de la mode.

Il est utile de donner aux nouveaux mariés des con-

seils sur l'hygiène de la chambre à coucher. Cette chambre où le séjour est le plus long, doit être, par conséquent, la plus vaste, la mieux aérée, la mieux éclairée de
toutes. Exposée au levant, meublée simplement des pièces
d'ameublement indispensables, elle sera dépourvue le
plus possible des tapis, rideaux et tentures, redoutables
nids à miasmes, sur lesquels il serait imprudent de passer condamnation, sous le prétexte insuffisant d'*art
dans la maison !* L'hygiène n'a rien à voir avec l'esthétique.

. . . .

Le but du mariage est d'assurer la perpétuité de l'espèce. L'art de procréer de beaux enfants, la *callipédie*
des anciens, est sûrement conjecturale. Mais il est certain que de la vigueur physique et morale des conjoints,
et de leur *habitus* conforme aux lois biologiques, dérivent des produits supérieurs. Les enfants conçus, au
contraire, par des parents malades, fatigués au moral
et au physique, ne sauraient jamais être de beaux enfants. Combien d'idiots et d'épileptiques ne sont que
des produits conçus au milieu de l'ivresse! Nos lecteurs
savent qu'une loi de Carthage interdisait l'usage du vin
le jour du mariage ; une loi de ce genre serait-elle, chez
nous, moins opportune ? La chose est trop certaine:
pour une grande partie des nouveaux ménages, les premiers rapports conjugaux s'établissent dans les plus déplorables conditions possibles.

Hésiode prescrivait la continence au retour des enter-
rements, de crainte que les époux ne vinssent à produire des sujets névropathiques. Tristram Shandy, le

héros de Sterne, attribue (on le sait) ses vices physiques
et moraux à une question faite par sa mère à son père
dans un moment fort inopportun ... Galien, consulté un
jour par un peintre très laid, affligé d'une progéniture
plus laide encore (*progeniem vitiosiorem*), lui conseilla
d'entourer son lit nuptial de trois statues de Vénus. Ne
demandons pas si le moyen indiqué réussit au client
de notre grand ancêtre : mais applaudissons à la haute
valeur morale de l'apologue. Comme l'écrivait naïve-
ment, à propos du mariage, le vieux Dionis, médecin
de madame de Maintenon : « Ce n'est pas le sacrement
qui fait germer les enfants; mais c'est quand les époux
font leur devoir. »

Une fois grosse, la femme doit observer prudemment
les règles que l'hygiène conseille, et d'où découlent,
pour elle et pour son enfant, les plus sérieuses conséquences. Un bon régime, une vie douce et tranquille,
un costume large ; la promenade au grand air, la modération dans les plaisirs de l'amour, l'absence d'impressions physiques violentes et de fortes émotions morales :
voilà, en résumé très bref, l'hygiène de la femme en-
ceinte. Il n'y a pas, a-t-on pu dire avec raison, une seule
circonstance de la vie sociale que l'on n'ait rendue res-
ponsable de l'avortement. Cependant, l'hérédité, les mariages consanguins, la vie oisive, ou, au contraire, trop
pénible ; les efforts, les chutes, les vomissements (il
faut soigner avec intelligence, et dès le début, ceux de
la grossesse), les fièvres graves, les brusques vicissitudes atmosphériques, les bains ou pédiluves très chauds,
enfin tous les excitants physiques et moraux : telles

sont les causes le plus souvent invoquées de la fausse
couche : l'hygiène du nouveau-né commence, on le
sent, avec la grossesse de la mère...

Aux suites des couches, il faut à la femme le repos,
un air pur, un grand calme moral. Eloigner les impor-
tuns pendant neuf jours au moins ; éviter à la jeune
mère, la fatigue et le froid, qui sont ses plus cruels ennemis ; entretenir autour de l'accouchée une propreté
méticuleuse, dont l'air et l'eau constituent les deux éléments : tels sont les bons soins, tel est le bien-être dont
la jeune mère doit être scrupuleusement entourée. Le
sommeil calme, profond et prolongé a également pour
elle une importance capitale.

Les soins de la première enfance embrasseraient à
eux seuls, la matière d'un gros traité. De la chaleur,
du lait comme seul aliment jusqu'à la première dent,
une propreté extrême, voilà ce qu'il faut pour le nouveau-né. Le biberon est une ressource *impraticable dans
les grandes villes* : nous l'avons souvent dit et le répéte-
rons souvent. Notre savant confrère de Blaye émet, à
ce propos, un aphorisme que nous citons volontiers,
parce qu'il restera : « Entre la mère et une nourrice,
il peut n'y avoir qu'une nuance ; entre la nourrice et
le biberon, il y a un abîme. »

Tout est aquilon pour le nouveau-né. Mais la dentition constitue pour lui une période éminemment critique, dans laquelle la bienfaisante hygiène doit redou-
bler les efforts de sa sollicitude. Le vulgaire attribue
à tort à l'évolution dentaire une grande partie des
maux qui assiègent l'enfance : c'est en raison de ces

préjugés, qu'on néglige souvent l'application ferme de soins médicaux énergiques et rapides. Sur la pathologie infantile, les *bonnes femmes* (qui, ici-bas, font la loi), répondent toujours *à tout* par « les dents, les *glaires* (1), les vents et les vers ! » Voilà les quatre archées de la médecine populaire, lorsqu'il s'agit de cet être fragile et inharmonique qu'on nomme l'enfant !

. . . .

Si la France ne peut pas augmenter le chiffre affaibli de sa natalité, le devoir de tous les bons esprits, du moins, réside aujourd'hui dans la *protection de l'enfance*, et dans la stricte application de la loi bienfaisante que la République doit à notre éminent confrère, le sénateur Théophile Roussel. Une *loi bienfaisante*, quelle rareté ! C'est presque une antinomie. Eh bien ! nous en avons la conviction : *la loi de protection du premier âge* sera le seul argument, peut-être, pour défendre, devant le tribunal de la postérité, cette triste et dernière portion d'un vieux siècle qui s'éteint. Car cette loi sauve la graine. Bien appliquée, elle conserve la vie à des milliers d'enfants du peuple. Et le peuple, disait justement Lacordaire, qu'est-ce autre chose, sinon le cœur même du genre humain ?

L'ALLAITEMENT MATERNEL

Depuis longtemps, l'allaitement maternel est considéré comme le dernier acte de la génération humaine, et son délaissement indiqué par la brutale statistique comme une de nos plaies sociales les plus vives. Néanmoins, il est utile, en face de l'indifférence persistante des mères pour cet acte important de la procréation, de revenir sur la question de l'allaitement maternel, surtout en France, où, comme l'a dit avec esprit un de nos maîtres, la mamelle se meurt, la mamelle est morte.

En disant « *la mamelle* », nous faisons une figure de grammaire qui prend le contenant pour le contenu. Les choses, en effet, se passent, hélas ! toujours, au dix-neuvième siècle comme au siècle d'Auguste, où le philosophe Favorinus reprochait aux femmes de croire que les globes séduisants dont la nature les a parées sont là pour l'ornement de leur sexe, et non pour la nourriture de leurs petits. Tout, cependant, démontre clairement que le lait maternel est le seul aliment physiologique et vraiment parfait pour le nouveau-né. Ne considérons pas, si vous le voulez, chers lecteurs, les arguments tirés de la morale et de l'ordre naturel : l'orgueil maternel ou tout au moins le calme moral qu'entraîne avec elle la lactation ; les voluptés inconnues que goûte la nourrice, lors de la montée du lait ; la situation des mamelles, placées par la Nature à la hauteur des membres supérieurs, afin, comme le dit Plutarque, que la mère puisse soutenir et embrasser son enfant en même temps qu'elle l'allaite... N'envisageons que les faits scientifiques ayant directement trait à l'intérêt de l'enfant et à celui de la mère.

Ce n'est pas sans raison que la loi de Lycurgue, que le Koran, que la législation germaine interdisaient l'allaitement mercenaire, dans le but de favoriser la conservation de l'espèce. Tous les ans, il meurt en France plus de 160,000 enfants : cette terrible mortalité est largement supérieure au contingent annuel de nos armées permanentes. En dix ans, un million six cent mille enfants sont soustraits, en moyenne, à notre nation : un sixième environ des nouveau-nés n'atteint pas douze mois. Aussi la population française ne s'accroît pas. Pendant que l'accroissement est, pour 10,000 habitants, de 130 en Allemagne, de 145 en Angleterre, il est de 36 en France. La mortalité infantile est de 65 0/0 en France, et de 12 0/0 en Norvège ! Or, les pays où la population s'accroît le plus et où la mortalité des enfants est la moindre, (Suisse, Suède, Norvège, Angleterre, Allemagne) sont précisément, et par ordre, ceux où l'allaitement maternel est le plus usité. Voilà des chiffres!

Il faut, comme on l'a dit, considérer l'enfant qui naît comme un malade, qui a plus de probabilités pour disparaître la première année qu'un enfant de cinq ans, atteint de fièvre typhoïde, n'a de chances de mourir ; ou bien (selon une autre formule, empruntée au savant docteur Bertillon), savoir que l'enfant qui vient au monde a moins de chances de vivre une semaine qu'un homme de quatre-vingt-dix ans, et moins de chances qu'un octogénaire de vivre un an. Or, en France, malgré l'excellente loi Roussel sur la protection du premier âge, l'allaitement mercenaire donne une mortalité moyenne de 25 pour 100, tandis que l'allaitement maternel donne 15 pour 100 seulement de mortalité. Que serait-ce si la loi Roussel ne surveillait pas l'allaitement mercenaire ? Nous en serions encore au temps où Benoiston de Châteauneuf écrivait que le nourrissage maternel diminue des trois-cinquièmes la mortalité infantile!

Tous ceux qui tiennent une plume devraient avoir à cœur d'encourager l'allaitement maternel, de soutenir la fille-mère dans ce but, de convaincre et de convertir l'épouse des classes riches. C'est le plus sûr moyen d'exalter la patrie française et d'empêcher des revendications sociales. Car il ne faut pas oublier que la mère qui n'allaite pas son enfant compromet non seulement ce petit être, mais encore l'enfant arraché à la nourrice mercenaire, et par conséquent aux entrailles mêmes de la nation.

Mais l'allaitement n'est pas seulement utile à l'enfant, il l'est aussi à la mère. Cette fonction est indispensable à l'équilibre de la santé chez elle : elle régularise la puerpéralité, supprime la fièvre de lait, et détourne, par le dérivatif mammaire, les matériaux de la fièvre et des inflammations qui atteignent si souvent l'accouchée : « Le sang, a dit notre vieil Ambroise Paré, monte aux mamelles, et se convertit en laict, qui n'est que sang blanchi, lequel l'enfant tette jour et nuict. » Il y a fort peu de contre-indications à l'allaitement maternel ; à part les vices de conformation du sein, et les diathèses graves (scrofule, tuberculose, etc.,) il y a peu d'états morbides qui empêchent la mère de nourrir : malheureusement, l'habitude, héréditaire dans certaines familles, de confier son enfant à des mains étrangères, tarit souvent les mamelles de la mère, qui a d'avance arrêté, d'ailleurs, la volonté ferme de ne pas allaiter son enfant.

Le grand argument des femmes contre la lactation, est qu'il leur faut renoncer à leurs habitudes mondaines et aux émotions variées de la vie moderne. Mais les émotions de l'allaitement sont bien meilleures pour elles et bien plus douces. Parfois, la femme craint que l'allaitement ne vienne détruire sa jeunesse et sa beauté ; qu'elle lise les mœurs des Géorgiennes, qui allaitent de nombreux enfants et sont pourtant, à quarante ans, bien plus belles et bien plus fraîches que nos Parisiennes ! Dans ces pays primitifs, la femme n'est considérée comme mère et n'a droit à ce titre glorieux que si elle a allaité son enfant jusqu'à ce que la dentition de celui-ci soit achevée.

D'autres fois, la mère dit ne pouvoir nourrir parce qu'elle est nerveuse, anémique, qu'elle souffre de l'estomac, etc. Le docteur Blache cite des femmes de ce genre qu'il a décidées à allaiter, et qui ne se sont jamais si bien portées que pendant leur période de lactation. C'est que précisément les causes de l'anémie, de la dyspepsie et du nervosisme tiennent en grande partie, comme nos lecteurs le savent bien, à la *malaria* des villes ; c'est que le sommeil, le bon appétit, l'absence de fatigues mondaines et d'émotions de mauvais aloi, toutes conditions nécessitées par la pratique de la lactation, ainsi que ce rire des enfants que la nature semble avoir fait, comme l'a dit le poète, « pour les larmes des mères », sont précisément les indications hygiéniques et morales rêvées par le médecin pour guérir ces états morbides qui empoisonnent l'existence de la femme et raccourcissent bien souvent sa vie.

L'ALLAITEMENT ARTIFICIEL

Les enfants des pauvres fournissent aux tables de mortalité un tribut annuel de 20 pour 100 environ. Cette mortalité effroyable est la conséquence de ce mal terrible que le docteur Napias appelle si éloquemment le *mal de misère*. Les enfants des pauvres meurent de faim : la nourriture insuffisante, les privations et les maux de toute sorte qu'engendre la grossesse chez leurs mères tarissent souvent les mamelles de celles-ci.

D'ailleurs, les fatigues de toute espèce et les laborieuses exigences de la lutte pour la vie, le travail physique journalier, en un mot, empêchent absolument la mère pauvre de nourrir, ou ne lui permettent de donner à son produit qu'un lait pauvre et notoirement insuffisant. Il faut aussi compter, dans les grandes ville, avec l'énorme proportion des naissances illégitimes, le délaissement des filles-mères, leurs angoisses morales et leurs souffrances physiques et sociales.

5.

« La fille-mère, dit le docteur Monod, repoussée par tout le monde, sans travail, sans ressources, n'offre à son pauvre enfant qu'un lait peu abondant et de mauvaise qualité. Souvent (alors qu'elle aurait pu élever tendrement ce pauvre petit être, si la société, au lieu de le repousser, fût venue à son aide); affolée, brisée de douleur, elle lui donne la mort. »

La société commet journellement, à l'égard des enfants des pauvres, un meurtre analogue, qu'on peut appeler l'infanticide *par négligence.*

Le conseil municipal de Paris n'a pas voulu se rendre longtemps complice de cet infanticide: en 1877, il avait résolu l'établissement à l'hospice des Enfants-Assistés, d'un service d'allaitement artificiel, par le lait d'animaux, vaches, ânesses, chèvres et chiennes (de récents travaux avaient démontré l'utilité de ce dernier lait dans la cure du rachitisme). Bref, le conseil municipal consulta à l'appui de son projet l'Académie de médecine, usant ainsi de la plus grande déférence pour ce corps savant.

La réponse fut inattendue : la science officielle refusa net son approbation, déclarant le projet du conseil municipal impraticable, immoral et dangereux. La presse médicale fut unanime à reconnaître l'évidente exagération de ces conclusions : plusieurs plumes autorisées défendirent même avec énergie le projet municipal.

Aussi, il ne pouvait manquer de revenir sur l'eau. Il s'impose, en effet, comme une absolue nécessité, pour quiconque veut améliorer le sort des classes malheureuses. Si l'allaitement artificiel était une question de choix, à coup sûr, pas un médecin ne se lèverait pour le défendre. Mais il est impossible, dans l'état actuel des choses, d'avoir de bonnes nourrices « municipales », comme le voudrait M. Cattiaux. On n'aurait forcément que des « seins de rebut ». D'ailleurs, l'expérience a été faite.

On a été obligé de supprimer le bureau municipal des nourrices de la rue Sainte-Apolline : c'est parce que ce mode d'assistance était des plus défectueux. Quant aux nourrices dites *sèches*, que l'Assistance publique fournissait, sur leur demande, aux femmes indigentes, elles tuaient 50 pour 100 des enfants.

L'allaitement artificiel s'impose donc comme une nécessité sociale pour les classes pauvres. D'ailleurs, pratiqué avec soin et sous une habile surveillance ce mode d'allaitement (éminemment nuisible entre des mains inhabiles et ignorantes), arrachera certainement à la mort une partie de sa proie : la science peut, jusqu'à un certain point, suppléer à la sollicitude d'une mère. Le système de l'allaitement artificiel a, du reste, donné souvent, dans les villes de province et de l'étranger, d'excellents résultats et diminué singulièrement l'énorme mortalité qui pèse sur les enfants du premier âge.

Le conseil municipal adopta finalement, sur la proposition du docteur Thulié, le projet de construction, à l'hospice dépositaire des Enfants-Assistés, rue Denfert-Rochereau, d'une nourricerie modèle spéciale pour expérimenter l'allaitement artificiel des nouveau-nés. Le service d'allaitement, installé provisoirement dans des bâtiments qui existent déjà, pourvut à ses premières dépenses, moyennant la somme relativement minime de 40,000 francs.

Tous les esprits sincèrement libéraux et amis du progrès, féliciteront sans aucune réserve, le docteur Thulié de son idée et de l'énergie avec laquelle il a combattu pour elle. Ils lui appliqueront cette belle phrase d'un illustre économiste : « Celui qui ajoute au chiffre de la population fait bien plus pour la prépondérance, d'un pays que celui qui, au prix du sang, lui donne un territoire de quelques lieues. »

En effet, la science officielle se rallia bientôt à cette même idée qui comptait naguère si peu de partisans. Simultanément et par une coïncidence singulière, M. le docteur Tarnier, chirurgien de la Maternité, et M. le docteur Parrot, médecin des Enfants-Assistés firent à l'Académie, sur le même sujet, « l allaitement artificiel des nouveau-nés », deux communications qui aboutissent, sans entente préalable, à des conclusions identiques.

Dans son service de la Maternité, M. Tarnier, forcé, dès 1880, de recourir à l'allaitement artificiel, obtint de l'Assistance publique deux chèvres. Il essaya l'allaitement direct au pis de l'animal ; il administra le lait pur ou coupé ; puis, le lait de vache sous diverses formes ; les préparations artificielles de lait condensé, de crèmes, de farines, etc. Constamment il échoua : les résultats furent déplorables et la mortalité infantile continua de plus belle. Le lait de chèvre ne valant rien comme succédané du lait maternel, M. Tarnier s'adressa alors au lait d'ânesse, qui par sa composition chimique se rapproche le plus du lait de la mère. Depuis le 23 avril 1881, ce mode d'allaitement, employé à la Maternité, donne constamment d'excellents résultats, en simplifiant l'alimentation des nouveau-nés et en diminuant notablement la mortalité infantile. Mais une condition indispensable au succès, c'est la proscription absolue du biberon : il faut nourrir les enfants au verre où à la cuillerée. Après six semaines ou deux mois, cependant, le lait d'ânesse devient insuffisant et doit être remplacé par du lait de vache coupé de trois quarts d'eau sucrée (5 grammes de sucre pour 100 d'eau). Progressivement ensuite, on augmente la quantité de lait. Vers six mois, le lait de vache peut être donné pur.

Le docteur Parrot a corroboré les précédentes conclusions par l'exposé des résultats obtenus à la Nourricerie des Enfants-Assistés, que la science officielle, par la bouche de MM. Depaul, Blot et Hervieux, considérait à l'avance « comme devant être le tombeau des enfants qui y seraient admis. » Il nous montra combien étaient défectueux les précédents essais, et surtout ceux qui furent tentés, sans méthode scientifique, au siècle dernier, par des Essarts et Rollin. Huit mois d'expériences loyales et consciencieuses faites à la Nourricerie des Enfants-Assistés ont mis en évidence la supériorité du lait d'ânesse sur celui des autres animaux ; ce lait, moins riche en beurre et en fromage, a l'avantage d'être plus facilement digéré par les enfants que le lait de la chèvre nourrie à l'étable, et surtout que le lait de vache, reconnu depuis longtemps comme le moins propre à l'allaitement artificiel. De plus, l'ânesse, par sa sobriété,

par la manière admirable dont elle supporte la stabula-
tion prolongée, par la forme de son trayon qui semble
s'adapter spécialement aux lèvres de l'enfant, par sa do-
cilité et sa douceur, enfin par l'abondance de sa sécrétion lactée, réunit un grand nombre de conditions
requises pour l'allaitement des enfants par les femelles
d'animaux.

Il ne faut pas mettre au vert l'ânesse qui allaite ; les
enfants deviendraient diarrhéiques; de plus, la personne
qui prend soin de l'enfant pressera de temps en temps
la mamelle de l'animal pour favoriser les efforts de suc-
cion. Le nombre des tétées, dans vingt-quatre heures,
variera de six à huit, et sera d'autant moins considérable que les enfants seront plus âgés. Dans le traitement des maladies infantiles, le lait d'ânesse sera
souvent très utile, surtout dans les irritations gastro-
intestinales.

M. Parrot décrit l'heureuse installation, la propreté
et l'aération de la Nourricerie municipale, édifice sis à
la lisière du bois de Vincennes, et renfermant une infir-
merie pour deux enfants assistés. Toutes les villes
devraient être pourvues de nourriceries analogues. Une
comptabilité régulière du poids des enfants, pris trois
fois par semaine, donnerait des renseignements exacts
sur la nutrition et finirait d'éclairer les autorités com-
pétentes sur la valeur de l'allaitement direct des enfants
privés de mères et de nourrices, par le pis ces animaux.

Tirez vous-même votre conclusion de ce qui précède,
cher lecteur. Quant à nous, voici la nôtre : Les savants
officiels feraient bien de méditer profondément (avant

de rendre les oracles qu'on leur demande) cette pensée
que nous trouvons dans un livre du professeur Coletti
(de Padoue) : « L'utopie du matin devient souvent la
découverte du soir, l'application pratique du lendemain,
la vie de l'avenir. »

COUVEUSES POUR ENFANTS

On a souvent comparé l'enfant qui vient de naître au convalescent, qui a besoin d'être entouré d'une atmosphère de sollicitude tendre et de soins constants. Le fœtus humain sort d'un milieu intérieur de plus de 38 degrés : il quitte sa vie utérine pour naître à une vie nouvelle, à laquelle son frêle organisme passe sans transition. Sa respiration est faible encore ; des changements critiques révolutionnent son être fragile, où s'établit un mode nouveau de circulation sanguine. On conçoit donc combien le froid est meurtrier pour lui ; comment l'hiver est, par excellence, le tueur des nouveau-nés.

Le refroidissement asphyxie les petits enfants par le coryza ou la bronchite capillaire ; il endurcit leur peau extrêmement sensible, et les tue ainsi par le *scléréme* ; il favorise la grave jaunisse des nouveau-nés, il irrite aussi le système nerveux, et alors amène des convulsions, le tétanos même. Ces divers accidents du froid étaient surtout fréquents, au temps peu éloigné où une administration (aussi barbare que routinière) forçait les familles à présenter les enfants, dès leur naissance, à la mairie, sous prétexte d'état civil.

L'enfant qui vient au monde doit être, par son maillot et sa couchette, bien enveloppé, à l'abri de tout courant d'air et de toute variation atmosphérique extérieure. Il sera prudent de ne procéder que devant le feu d'une cheminée, à la minutieuse toilette du bébé. La nutrition d'un enfant *tenu ainsi tout à fait au chaud* est extrêmement facilitée. Le bain quotidien, que l'hygiène infantile conseille à bon droit, est malheureusement une cause fréquente de refroidissement chez les petits enfants. Si le bain est à 35 degrés, si les lavages sont toujours chauds et si, consciencieusement, l'enfant est séché avec de la laine, devant le feu, on évitera tout danger ; sauf à diminuer (à mesure que l'enfant grandira) les précautions excessives et la température élevée de l'eau.

C'est principalement pour les enfants nés *avant terme*, que « tout est aquilon ». On a l'habitude populaire d'envelopper d'ouate des pieds à la tête ces nouveau-nés imparfaits, dont la vie fœtale a été brusquement abrégée par une parturition prématurée. Mais le froid tue encore beaucoup de « petits cotons », comme les appelait, à l'ancien hôpital de la Clinique, le regretté professeur Depaul. A l'enveloppement ouaté, il faut, d'ailleurs, préférer l'enveloppement dans la laine, plus chaud et plus économique à la fois.

Mais ni l'ouate ni la laine ne donnent la chaleur. Elles

se contentent de conserver aux pauvres petits celle...
qu'ils n'ont pas, (car ils sont souvent incapables d'en
produire). Mattéi conseillait de faire coucher près du
sein maternel les enfants nés avant terme. Mais cette
pratique a étouffé bien des nouveau-nés et fait condam-
ner, pour infanticide par omission, bien des nourrices
mercenaires. Les Russes inventèrent, il y a longtemps
(pour donner à leurs petits une chaleur périphérique
difficile à produire dans les climats rigoureux), des berceaux en métal avec compartiments à eau chaude : la
température de l'air s'y maintient constamment entre
20 et 25 degrés centigrades.

La *couveuse pour enfants* n'a été introduite qu'en
1881 à la Maternité. M. Auvard, interne de cette maison,
considère, dès 1883, comme excellents les résultats obtenus. L'enfant, pendant son séjour dans la couveuse,
est nourri au sein d'une nourrice ou bien à la cuiller,
avec du lait d'ânesse, l'aliment qui se rapproche le plus
du lait de femme, et dont nous avons tout à l'heure
vanté les réelles propriétés alimentaires.

François Ier déjà les connaissait, puisqu'un vieux
livre lui attribue ce quatrain :

> Par sa bonté, par sa substance,
> Le lait de mon ânesse a refait ma santé,
> Et je dois plus, en cette circonstance,
> Aux ânes qu'à la Faculté.

Pour ses repas, l'enfant est sorti de sa boîte, que l'on
ferme ; il est emmaillotté, nettoyé, puis remis dans
l'appareil, toujours en maillot.

Les résultats de la couveuse sont éclatants, surtout dans les cas de naissance avant terme ou de faiblesse native, de *cyanose* congénitale, d'*œdème* des nouveau-nés, de mortinativité apparente, de *syphilis* héréditaire, d'*opérations* de forceps ou autres, etc., etc. Les bains permanents ou prolongés ont peut-être, dans certains cas, plus d'énergie ; mais ils constituent une méthode plus dangereuse et bien moins douce que la simple couveuse, susceptible, d'ailleurs, de grands *perfectionne-ments*.

L'incubation des nouveau-nés, lorsqu'elle est bien faite, peut (on en a cité des exemples), conserver des enfants nés à six mois! On conçoit d'après cela, la valeur incomparable d'une semblable méthode, empruntée, du reste, à nos frères inférieurs les animaux. Ah! Buffon avait bien raison : s'il n'existait pas de bêtes, comme la nature de l'homme serait incompréhensible : et aussi (une pierre, en passant, dans le jardin de l'anti-vivisection) comme la médecine humaine serait peu avancée!

LE RACHITISME

Le rachitisme est un trouble dans la nutrition, trouble qui retentit principalement sur les os, qu'il déforme et courbe. Rare avant dix-huit mois ou deux ans, le rachitisme s'annonce, dans la première enfance, par des signes bien nets. L'enfant dépérit et devient faible, malgré une augmentation notable de l'appétit; il est pâle, grognon, irritable et triste; il se plaint de douleurs partout; sa respiration est gênée, et sa peau mouillée, surtout au niveau du cuir chevelu, d'abondantes sueurs. La diarrhée existe souvent, et fréquemment aussi, le visage de l'enfant revêt un aspect terreux, ridé et souffreteux, comparable au masque d'un petit vieillard. L'éruption normale des dents a subi un retard considérable, et les dents de lait qui existent se carient. Enfin, pour ne rien omettre de ces prodromes (importants à connaître *pour enrayer le mal à ses débuts*) : les urines sont troubles et laissent déposer des phosphates calcaires.

Bientôt les têtes osseuses se gonflent et *se nouent*; le crâne s'épaissit et devient large; les côtes se déforment, et les nodosités qui apparaissent, à leur union avec leurs cartilages, donnent lieu à ce qu'on a pittoresquement dénommé le *chapelet rachitique*; la colonne vertébrale s'infléchit, les os des membres se courbent en arcs de cercle. La tête du rachitique est volumineuse, et son cerveau se développe à l'aise, dans une boîte crânienne élargie à volonté et qui s'ossifie tardivement : c'est ce qui explique la traditionnelle intelligence des bossus, et surtout leur précocité. Le cœur et les poumons sont, au contraire, comprimés et mal à l'aise dans une cage thoracique déformée : ce qui explique la voix grêle des rachitiques, leur oppression fréquente, et la gravité insolite que prend facilement chez eux la moindre affection pulmonaire.

Le rachitisme guérit fréquemment. Au bout de plusieurs années, les os prennent une consistance dure comme l'ivoire, et les malades conservent pour la vie leurs déformations acquises, mais sans en acquérir de nouvelles. Leurs formes extérieures, comme leur santé générale, sont à jamais compromises : infirmes, cagneux, bossus et valétudinaires, ils atteignent rarement un âge avancé et succombent par consomption ou par emphysème pulmonaire. Bien des rachitiques, toutefois, ont vécu assez pour honorer puissamment l'humanité : il nous suffira de citer Ésope, l'un des plus grands génies, à coup sûr, des temps anciens; le poète Scarron; Pope, l'illustre auteur de l'*Essai sur l'homme*, et le fameux maréchal de Luxembourg.

Chez la femme, le rachitisme est dangereux pour l'avenir, parce qu'il déforme les os du bassin, et rétrécit souvent la filière par où doit passer le produit de l'accouchement. C'est une des plus belles gloires du professeur Depaul, d'avoir méthodiquement décrit les déformations du bassin dans le rachitisme.

Le rachitisme est fréquent dans les cités populeuses, chez les enfants des pauvres, logés dans des pièces encombrées, basses, étroites et humides, où le soleil entre moins souvent que le médecin du bureau de bienfaisance. Le mal est plus fréquent chez les petites filles, nativement plus faibles. Le froid humide a une grande influence sur sa production : ce qui explique sa fréquence en Angleterre et en Hollande. Les causes capitales du rachitisme résident dans une alimentation insuffisante ou vicieuse et dans le sevrage prématuré : Jules Guérin a rendu de jeunes chiens rachitiques en les nourrissant de viande.

Il faut, pour éviter le rachitisme, donner à l'enfant une alimentation appropriée à la force de ses organes digestifs. Jusqu'à douze mois l'enfant devra être nourri au sein ; la viande lui est, jusque-là, nuisible, parce qu'elle est hors de son temps, et hors de proportion avec les organes digestifs du petit être.

Rien ne vaut pour l'enfant le lait de la mère. En 1869, Bouchardat proposait à l'Académie de médecine un impôt communal progressif portant sur les mères ne nourrissant pas, au profit de celles qui nourrissent, et d'autant plus élevé que les femmes non nourrices seraient plus riches. Cette proposition, éminemment humanitaire et juste, on l'a traitée d'utopie ; et son auteur (qui rendrait des points à M. de Marcère pour la modération politique), on l'a traité de *socialiste !*...

Il ne faut pas sevrer un enfant avant l'âge de douze à quinze mois, c'est-à-dire avant qu'il n'ait six ou huit dents. Il faut le sevrer avec transitions et sans brusquerie, en évitant les mois chauds et en choisissant l'intervalle de deux éruptions dentaires. La nourrice mangera des aliments succulents, du lait, du chocolat, des bouillies riches en phosphates, des herbes (épinards), des haricots, pommes de terre au lard, beurre, etc... Elle boira de la bière au lieu de vin.

A partir de l'âge de six mois, on pourra donner au nourrisson de petits potages au lait et au gruau d'orge ou d'avoine, des œufs frais, un peu de jus de bœuf.

L'enfant rachitique suivra une hygiène alimentaire serrée. Il habitera un appartement sec, aéré et lumineux, situé s'il est possible, à la campagne. On calmera ses douleurs et l'on soignera sa diarrhée. On évitera les déformations de cause extérieure en faisant reposer l'enfant (dont les mouvements sont d'ailleurs très pénibles), et en protégeant ses os contre les pressions. On lui donnera de petits bains salés ou sulfureux (que de rachitiques ont guéri à Berck-sur-mer et à Barèges!). A l'intérieur, des boissons légèrement alcalines, du sirop antiscorbutique ou d'iodure de fer, et, plus tard, l'huile de foie de morue, remède héroïque ; les toniques sous toutes les formes, le beurre brômo-ioduré de Trousseau.

Une bonne formule américaine consiste à mélanger

200 grammes d'huile de foie de morue avec 120 grammes d'eau de chaux et 120 grammes de sirop de lacto-phosphate de chaux. On donne à l'enfant trois, quatre ou cinq fois par jour, une cuillerée à thé de ce mélange.

On pourra enfin recourir, comme dernières planches de salut, à la gymnastique médicale, aux massages, aux corsets et autres appareils redresseurs que conseillent les progrès de l'orthopédie ; aux courants électriques continus. Enfin, les méthodes sanglantes de la chirurgie ont parfois été appliquées avec succès pour remédier aux difformités acquises du rachitisme, soit au point de vue des formes extérieures, soit surtout au point de vue, plus utile, des fonctions.

LA SCROFULE

. *Scrofule* vient du latin *scrofa,* truie, probablement parce que la race porcine est sujette à des engorgements ganglionnaires, plus peut-être que notre race humaine.

Maladie constitutionnelle à marche essentiellement lente, la scrofule présente plusieurs degrés dans son évolution. D'abord, les glandes lymphatiques (du côté du cou et sous les mâchoires principalement), se gonflent et suppurent : alors apparaissent d'interminables ulcères et des cicatrices difformes, d'un caractère si particulier, que les gens du monde les plus étrangers à l'art médical s'y méprennent rarement. Bientôt des lésions des muqueuses du nez, des yeux, des oreilles, de la gorge, etc., se manifestent, ainsi que des éruptions spécialement graves sur la peau et le cuir chevelu ; des abcès froids, des ulcérations multiples, etc. Puis, surviennent les caries des os et les tumeurs blanches des articulations. Enfin, quand la nature ou l'art n'ont su enrayer la diathèse, elle se termine par des lésions fatales des viscères, poumons (phtisie), foie, reins, cerveau, etc., ou par un état de marasme organique aussi rapidement mortel.

La prédisposition à la scrofule s'annonce de bonne heure par des caractères particuliers Un enfant de cinq ans à tête grosse, aux lèvres épaisses, à la peau fine, aux joues fraîches et rosées, aux yeux bleus ornés de longs cils chassieux, au nez épaté, aux narines croûteuses, aux dents mauvaises, est généralement un scrofuleux. Le visage, agréable, a cette empreinte spéciale que les anciens médecins appelaient justement « *beauté scrofuleuse.* » Les petits scrofuleux ont un embonpoint général un peu bouffi ; ils présentent la précocité intellectuelle la plus marquée, jointe à une invincible apathie physique.

Les causes du mal sont fréquemment dans l'hérédité. Des parents débilités, trop vieux, ou, au contraire, trop jeunes, en proie au *mal de la misère,* à l'alcoolisme ou à la phtisie (ses fidèles compagnons), donnent souvent naissance à des produits scrofuleux. On accuse, avec raison également, la syphilis et les mariages consanguins : l'exemple des grands d'Espagne, scrofulisés par le défaut absolu de croisement, est souvent invoqué à cet égard.

Le lymphatisme est vraiment le tempérament de l'enfance. Tout ce qui exagère ce tempérament est capable d'attirer sur le petit être les symptômes de la scrofule. C'est ainsi que l'allaitement artificiel dans les

villes, la nourriture insuffisante ou de mauvaise qualité,
le sevrage précoce et l'alimentation disproportionnée
avec l'âge des enfants, sont de puissantes causes du mal
dans les milieux urbains.

Mais la plus grande valeur causale doit être attribuée
à l'air. Nous n'avons pas seulement besoin de pain :
l'air, cet aliment de la vie, est encore plus indispensable. Le travail prématuré des enfants dans les manufactures (surtout avant que la République y ait organisé
les inspections médicales) ; et l'action homicide de l'air
vicié dans les ateliers, déciment tous les jours des milliers de petites victimes. Il est démontré que l'air
confiné et impur, surtout s'il est froid et humide, a une
action réelle sur le développement de la scrofule. C'est
pour cela que le mal sévit si fort dans les quartiers pauvres des grandes villes, où une misérable population
habite des logements bas et insalubres.

La bourgeoisie, elle aussi, souffre de ces misères.
Emile Zola nous a décrit magistralement, dans son *Bonheur des Dames*, l'existence de ces négociants de Paris,
dont les familles s'étiolent au fond d'une arrière-bouti-
que délétère, où le soleil n'entre jamais, mais où le médecin entre tous les jours. Chaque fois que nous voyons
cette hygiène déplorable du logement, nous pensons
involontairement au vers si vrai de Gœthe : « La fleur
humaine est celle qui a le plus besoin de soleil. »

« L'édilité, écrit justement le Dr Grancher, l'édilité,
en créant de grandes et larges voies, où l'air circule à
flots et où la lumière pénètre abondamment, fait plus
pour le traitement de la scrofule que toute une généra-

tion de médecins. » Cela est vrai, malheureusement ;
et nous pouvons ajouter que la construction du Métro-
politain, (en multipliant les habitations aérées et enso-
leillées), vaudra, à elle seule, toutes les orgies d'huile
de foie de morue, présentes, passées et futures, répan-
dues en sacrifice au Minotaure-Scrofule...

Avant de compléter ce que nous voulons dire du traitement, résumons, en quelques mots, la géographie
médicale de la maladie. Elle existe partout, *sauf dans
les pays sis au nord du 63ᵉ degré de latitude*. En France,
elle se rencontre sur presque tous les points du territoire, mais elle atteint son maximum dans le département du Nord, où une population industrielle s'agglo-
mère dans les milieux urbains.

Lyon et Bourges, dans leurs quartiers humides et
malpropres ; Troyes, dans ses rues resserrées, renferment de nombreux scrofuleux.

Le mal épargne *relativement* les populations du littoral, sauf cependant dans les grands centres, tels que
Marseille et le Havre.

L'Allemagne, l'Autriche-Hongrie, la Russie, ont, à
peu près, le même chiffre de scrofuleux que la France.
Ce chiffre est notablement dépassé par la Hollande et
surtout par l'Angleterre, ce pays de l'humidité et aussi
de la misère sociale.

A mesure que s'améliorent les conditions générales
de la vie ; à mesure que la propreté devient une vertu,
et que l'on s'occupe davantage de l'hygiène des maisons,
des ateliers, des rues, et de la police sanitaire des villes
en général, on voit la scrofule reculer, comme reculent

devant la civilisation toutes les maladies de misère. Les mariages bien assortis, entre conjoints indemnes de maladies héréditaires; l'allaitement et l'éducation infantiles bien conduits, font également beaucoup pour la prévention individuelle. Des vêtements chauds, des soins rigoureux pour éviter le froid, l'humidité et la fatigue ; l'air des bois, de la mer et des montagnes; l'exercice au soleil et l'alimentation riche, compléteront l'hygiène de l'enfant prédisposé à la scrofule.

Il faut remarquer que la scrofule des pauvres guérit bien mieux que celle des riches, parce qu'elle est presque toujours acquise, pendant que l'autre est héréditaire et constitutionnelle. Berck-sur-Mer et son hôpital sauvent chaque année la vie à une foule de petits Parisiens de la classe pauvre...

Quant au traitement *curatif*, depuis que nous avons perdu les rois de France, dont les attouchements étaient si précieux (ce n'était pas une sinécure, puisque Charles II Stuart toucha 6,700 écrouelles le jour de son sacre) — depuis donc cette perte, à jamais regrettable, nous sommes obligés de nous rejeter sur l'iode, l'huile, de foie de morue, le quinquina, le fer, les bains de mer, les eaux minérales, les amers, les préparations de noyer, le phosphate de chaux, le soufre, l'arsenic, etc.

Les indications du traitement varient à l'infini, comme les cas. Il faut, en outre, traiter *localement* les lésions produites ; procéder à des pansements appropriés, et pratiquer les opérations chirurgicales et les amputations nécessaires.

PROTECTION DE L'ENFANCE

Depuis que le monde existe, combien d'enfants ont dû succomber victimes du froid, de la faim, de l'ignorance, si l'on en juge par le lugubre bilan annuel de la mortalité infantile, dans nos sociétés prétendues civilisées! Ces prodigieuses hécatombes (qui, pour la France notamment, dépassent le contingent annuel de l'armée), cesseraient assurément, si le législateur pouvait décréter demain l'allaitement obligatoire, comme il a pu inscrire dans la loi l'obligation de l'instruction. Malheureusement, ce projet est peu pratique : force est de se contenter de protéger le mieux possible le nouveau-né; de faire pénétrer, jusque sous les crânes les plus épais, les idées rationnelles de la puériculture, cette branche de l'hygiène qui assigne à l'enfant la nourriture, le logis, le vêtement, et les soins particuliers, si minutieux, qu'il réclame.

Même dans les sociétés antiques, on trouve des tra-

ces de cette inéluctable question de la protection infantile. Notre savant confrère, le docteur Moutier, a démontré, par une thèse récente, que, dans la vieille
République romaine (dont la législation était pourtant
si sauvage), l'enfant bénéficiait, en quelque sorte d'un
certain degré de protection. La puissance paternelle qui,
à Rome, donnait droit de vie et de mort au père sur ses
enfants, assurait pourtant la vie aux nouveau-nés :
la loi de Romulus défend, en effet, de tuer un enfant
âgé de moins de trois ans ; exception est faite seulement
pour les enfants difformes, mutilés ou monstrueux, qui
doivent être immolés impitoyablement après leur naissance, sur le simple avis consultatif d'un tribunal domestique composé des cinq plus proches. Les décemvirs
inscrivirent plus tard, dans la loi des douze tables, une
disposition légale analogue.

Aujourd'hui, heureusement, nos lois sont plus humaines ; et, depuis quelques années surtout (depuis la
loi Roussel), l'enfance est protégée d'une façon vraiment
efficace. Chacun s'occupe de l'enfant ; la Société
française d'hygiène répand des milliers de brochures
relatives à son éducation physique et morale.

Nous avons aussi les Sociétés protectrices de l'enfance. Elles sont de fondation assez récente, puisque
celle de Paris, la plus ancienne (celle qui a pour secrétaire général notre cher et éminent confrère le docteur
Blache), ne remonte pas au delà de 1865. A côté d'elle,
les Sociétés de Lyon, du Havre, de Tours, Rouen, Marseille, Pontoise, Essonnes, Bordeaux, Reims et Alger,
vivent assez prospères. Chaque année, elles prodiguent

des récompenses aux dévoucments, des conseils à l'i-
gnorance ; aux pauvres, elles distribuent des berceaux,
des layettes, des secours en argent et en nature ; elles
entretiennent des crèches, répandent la vaccine, et
exercent sur les enfants la surveillance la plus active.
Bref, ainsi que le démontrait récemment, chiffres en
main, un dévoué philanthrope, le docteur Duménil (de
Rouen), ces sociétés de charité abaissent singulièrement
la mortalité qui pèse sur les nouveau-nés. Elles méritent donc les décrets d'utilité publique ; elles sont dignes, au plus haut point, des subsides de l'Etat, et des
encouragements de tous les bons esprits.

La loi Théophile Roussel, est (tous nos lecteurs le
savent) cette loi tutélaire et maternelle, qui surveille et
protège l'enfant dans toutes les conditions où il a besoin d'être protégé. Cette loi, lorsque elle sera appliquée
partout, et dans son intégrité, donnera (nous avons le
droit de l'espérer) d'inappréciables résultats. Qu'on en
juge par un exemple : autrefois, dans le Calvados, 30 0/0
enfants succombaient entre un jour et deux ans. Aujourd'hui, grâce surtout à l'un de ces hommes de cœur
qu'a fait surgir la loi nouvelle, grâce à M. Henri Lefort,
la mortalité est descendue à 6 0/0 ! Que dire, que penser
d'une loi qui, en si peu de temps, donne d'aussi admi-
rables résultats ? Cette loi ne peut-elle pas tout pour la
grandeur française, et pour notre accroissement de
population ?...

En France, cet accroissement, vous le savez, lecteurs,
est si lent, que la population n'est doublée qu'en 198 ans,
tandis que celle de l'Angleterre se double en 54 ans.

C'est là, il ne faut pas en douter, qu'il faut chercher le véritable péril national ; nos revers, notre indéniable décadence n'ont point d'autre origine.

Mais si, écoutant cette sirène de Malthus, nous continuons à faire peu d'enfants, efforçons-nous au moins de conserver ceux qui naissent à la lumière et d'économiser le plus possible d'aussi précieuses existences. Or, chaque année, la France perd 120,000 nourrissons, victimes du mauvais lait, de la nourriture vicieuse et prématurée, de l'inflammation intestinale, en un mot, de l'ignorance et de la malveillance « des faiseuses d'anges ». Si le docteur Roussel eût été, par bonheur, un conventionnel, au lieu d'être un simple sénateur de la troisième République, nul doute que la Convention n'eût promulgué sa bienfaisante loi de protection : songez, alors que la population de notre pays eût été augmentée d'un tiers, et tirez les conséquences probables d'une pareille augmentation !

« L'enfant, a dit le poète anglais, l'enfant est le père de l'homme. » Mais il est, avant tout, hygiéniquement parlant, un être fragile et inharmonique, dont la frêle vie est, à chaque pas, semée de précipices. Pour le nouveau-né, tout est aquilon. Seule une loi de protection et d'inspection, comme la loi Roussel, est capable de lutter contre l'ignorance des mères et les préjugés des populations; et de mettre enfin un frein aux crimes journaliers de l'industrie mercenaire des nourrices, qui a, si longtemps et si impunément, dépeuplé et démoralisé notre infortuné pays!

Il n'y a pas de difficulté budgétaire qui tienne. A tout

prix, il faut insuffler à la loi Th. Roussel les forces et la vie. Il faut absolument trouver de l'argent et, à tout prix, empêcher cet odieux gaspillage de la vie infantile ; secouer, par des circulaires constantes, la négligence des maires et des autorités ; stimuler par l'indispensable *nerf de la guerre*, le zèle si facile à émouvoir, du corps médical.

Il serait temps aussi de songer à encourager un peu plus les bonnes volontés isolées et les efforts des initiatives privées. « Quoi! s'écriait en 1872 le regretté docteur Brochard, une pauvre mère de famille, qui a nourri et élevé plusieurs enfants, reçoit un prix de 25 à 50 francs ; et un fermier qui a élevé un taureau Durham ou un poulain pur sang, reçoit une médaille d'or et 600 francs! » Nous pourrions ajouter que les concours régionaux agricoles sont grassement subventionnés, alors que les Sociétés d'hygiène, les Sociétés protectrices de l'enfance marchent avec leurs seules ressources. C'est le cas de dire avec nous ne savons plus quel humoriste : « Ce qui distingue vraiment l'homme de la bête, c'est la Société protectrice des animaux! »

Une chose certaine, c'est que nous connaissons des femmes, des *mères* qui envoient leurs cotisations et offrent leur concours le plus large aux Sociétés protectrices d'animaux, aux Sociétés d'anti-vivisection, voire même (*proh! pudor!*) aux Sociétés contre l'abus du tabac..., et ne songent pas un instant à devenir membres des Sociétés protectrices de l'enfance! Eternellement vrai, le Bonhomme :

> Tel fait métier de conseiller autrui,
> Qui ne voit goutte en ses propres affaires!

FAUT-IL RÉTABLIR LES TOURS?

Le *tour* est un asile, un hospice d'enfants trouvés, ou *perdus*, si l'on veut. Son appellation bizarre vient de ce fait que l'enfant était déposé dans un cylindre de bois présentant un côté concave du côté de la rue. Au simple appel d'une sonnette, l'enfant étant déposé, le tour (proprement dit), décrivait un demi-cercle et apportait l'enfant dans l'intérieur de l'hospice, présentant de nouveau à la rue une face alors convexe. En 1811, un tour fut établi dans chaque hospice. Mais bientôt les énormes frais qu'occasionnait l'institution firent peu à peu réduire leur nombre exagéré. En 1838, il n'en existait plus guère, et c'est à cette époque que Lamartine prononça son célèbre réquisitoire contre leur suppression : « une illégalité conduisant à l'infanticide! » Statistiques en main, Jean-Baptiste Say et beaucoup d'autres démontrèrent *le contraire. Sans restreindre aucunement l'infanti cide*, le tour favorise les abandons (chose évidente), et fait monter le niveau fâcheux de l'illégitimité.

Il est bien clair que, dans ces questions sociales si controversées, où les jugements les plus sûrs restent hésitants, il faut s'éclairer de l'histoire et de la statistique. Eh bien! l'histoire et la statistique nous prouvent que les tours accroissent notablement l'importance de la natalité illégitime, surtout dans les grandes villes, où, comme le dit si bien Fonssagrives, viennent aboutir clandestinement beaucoup de grossesses « rurales ». Mais là ne se bornent pas les inconvénients. La spéculation est incitée à déposer au tour non seulement les enfants naturels, tristes épaves du hasard, mais *un grand nombre d'enfants légitimes* : 122 sur 258 en six années, au tour de l'hospice général de Rouen, nous dit le consciencieux mémoire de Gérando. Dans ces conditions, quoi de plus immoral, quoi de plus démoralisant même que cet abandon clandestin?

La mortalité dans les tours était excessive. Les enfants y mouraient comme des mouches : 70 p. 100 en moyenne, c'est un beau chiffre de mortalité. Le recrutement des nourrices pour le service des tours était très difficile, à cause des nombreux cas de syphilis communiqués par la bouche des enfants aux mamelons de rebut que l'on parvenait (à grand'peine déjà) à procurer aux hospices. Des épidémies meurtrières décimaient alors la population infantile, condamnée aux périls de l'allaitement artificiel, qui (nos lecteurs le savent) n'est, souvent dans les grandes villes, qu'un infanticide avec préméditation...

Au seul point de vue moral, peut-on rétablir les tours ? Nous avons sur le chantier législatif une excellente proposition de loi, celle de M. Gustave Rivet sur la *recherche de la paternité*. Eh bien ! cette recherche a un rôle moralisateur que détruirait en partie le rétablissement des tours : *augmenter la continence publique*, diminuer les avortements et les infanticides. Quoi qu'on en ait dit, les lois, lorsqu'elles sont bonnes (chose rare, il est vrai) peuvent opérer la réforme des mœurs. Inquiétés par les conséquences de leurs « bonnes fortunes » et effrayés de la responsabilité que fera peser sur eux la loi, les séducteurs se moraliseront et feront moins librement des filles-mères. Le rétablissement des tours ne ferait au contraire qu'alléger pour le séducteur la responsabilité légale ; en lui permettant d'abandonner librement le produit de ses exploits, il lui permettrait de délaisser plus facilement encore sa victime, et de doter ainsi la société d'une déclassée, d'une prostituée de plus.

Nous détestons donc les tours : mais nous croyons toutefois que l'État peut *autoriser leur rétablissement*, sans s'y mêler personnellement. L'initiative privée et la bienfaisance publique ont pu, dans certaines régions, souhaiter voir rétablir les tours. C'est une œuvre de protection toute communale, (et où l'autonomie doit surtout se révéler) que l'œuvre de la protection des enfants. Si donc certains conseils généraux ou municipaux votaient le rétablissement des tours, nous croyons libéral, utile même pour l'État, d'autoriser ce rétablissement. On verrait à l'œuvre une institution étrangement contestée ; et ses partisans pourraient, pièces en mains, juger des

7

résultats moraux et sociologiques qu'elle est capable
d'entraîner aujourd'hui, dans une circonscription donnée.

Quant à nous, nous ne croyons pas à leur prospérité
possible. La société doit aux filles-mères aide et protection. Elle doit leur augmenter sa sollicitude et leur multiplier ses secours, surtout au moment de l'accouchement; elle doit, ensuite, les aider à sortir de leur pénible
situation sociale, et les empêcher de tomber dans l'in-
conduite. Son devoir est également d'adopter les enfants
abandonnés, mais non pas de favoriser l'abandon clandestin, comme le fait l'institution des tours. L'enfant
doit être allaité et élevé par sa mère : la sollicitude maternelle ne se supplée pas. D'ailleurs, les progrès de la
science condamnent sans appel les régimes hospitaliers
et exaltent les secours et les soins donnés à domicile.
Avant d'être portés au tour, les enfants étaient à moitié
tués par le défaut de chaleur et de nourriture : infanticide préalable, *par omission*, comme disent les légistes.
En secourant les mères à domicile, et en soignant de
suite leurs produits, on aura des chances de restreindre
l'effroyable mortalité infantile, plus qu'en rétablissant les
tours, prime à l'abandon et à la débauche.

L'HOMICIDE COMMIS PAR LES ENFANTS

Vous avez souvent frémi, lecteurs, lorsque vous parcouriez, dans nos *Faits divers*, le récit invraisemblable d'un abominable crime commis par un enfant. Depuis quelque temps, vous avez vu ces récits paraître se multiplier par séries. Cette multiplication était de nature à tenter la plume d'un aliéniste qui s'efforçât, dans une étude substantielle, de débrouiller les causes de l'homicide commis par les enfants, d'en étudier la physionomie spéciale, et surtout de chercher des remèdes à un état de choses qui menace de plus en plus la société moderne.

Le docteur Moreau (de Tours), l'éminent écrivain auquel nous devons de belles études sur l'infanticide, sur les aberrations du sens génésique, sur la contagion du crime, sur la folie jalouse, etc., s'est chargé de cette tâche. Avec la compétence et la lucidité qui caractérisent tous ses travaux, Moreau a esquissé, dans un volume de deux cents pages, l'historique, les causes, les lésions anatomiques, les symptômes, le pronostic, le diagnostic, le traitement et la législation de l'*homicide commis par les enfants.*

Les crimes dont il s'agit ne sont pas essentiellement un produit de notre civilisation ; l'histoire nous a transmis les traits de férocité qui émaillèrent l'enfance de Caracalla, de Commode, de Caligula, de Néron, de Charles IX, de Louis XI, de Louis XIII, de Pierre le Grand,. de don Carlos, etc..., qui ont tenu, hommes, ce qu'ils avaient promis enfants. L'hérédité joue, d'ailleurs, un rôle immense dans la production des actes étranges et des instincts dépravés dans le jeune âge.

Le penchant au mal, l'impulsion au crime, apparaissent souvent chez les descendants d'aliénés, de névrosiaques, d'épileptiques, livrés de bonne heure au vagabondage et à tous les vices qu'engendrent la misère et le mauvais exemple. « L'enfant, a écrit notre grand Michelet, est un être inharmonique, vibrant à tout, véritable jouet des nerfs. » Il se remarque de bonne heure par des instincts passionnels très intenses : la jalousie, la colère, le désir de vengeance sont fréquemment chez lui les sources du crime. La frayeur est aussi la cause d'hallucinations maniaques. Enfin, la contagion imitative joue un grand rôle chez l'enfant, qui n'est qu'une « espèce de singe » : pendant les croisades et aux sinistres époques de nos discussions civiles, le crime et la férocité chez les enfants s'élevèrent plus d'une fois à la hauteur de véritables épidémies.

Enfin, la trop grande publicité donnée de nos jours aux causes criminelles, notamment par la presse illustrée, constitue un aiguillon indéniable aux attentats commis par l'enfance. Sans naître méchant, l'enfant est naturellement *sans pitié*. Il abuse de sa force envers les êtres animés plus faibles que lui. C'est ainsi que le docteur Blatin vit un jour d'ingénieux vauriens jouer au volant avec de petits cochons d'Inde qu'ils se renvoyaient gaiement à coups de raquette! Le docteur Moreau cite une foule d'exemples analogues. On conçoit qu'il faille peu de chose pour exalter une prédisposition normale de cette valeur!

La puberté est une de ces causes d'exaltation. Ce « printemps de l'homme » détermine dans tout l'organisme un état de turgescence générale qui retentit sur le cerveau, le trouble, et amène souvent, surtout chez la jeune fille, des impulsions morbides ou criminelles, la monomanie destructive ou homicide, l'instinct irrésistible et névropathique du meurtre irraisonné. Les enfants hystériques et surtout les épileptiques sont singulièrement prédisposés à ces excitations convulsives et furieuses : c'est parmi eux, ainsi que parmi les hallucinés, que se recrutent les incendiaires, les meurtriers, les mutilateurs d'enfants, et la plupart des jeunes héros dont les annales sanglantes du crime relatent les incompréhensibles méfaits. Les imbéciles et les idiots, ces « bêtes humaines », doués au plus haut point de l'instinct destructif et homicide, sont des êtres également fort dangereux, quand on les laisse dans la société. Les sourds-muets, qui deviennent irascibles parce qu'ils sont hors le monde et hors la loi, ont souvent aussi des idées de haine et de vengeance qui s'exaltent parfois jusqu'à la férocité.

Les descendants d'alcooliques, enfants dégradés qui sont la graine des prisons et des bagnes, présentent de bonne heure des impulsions cruelles, pendant le cours de leurs hallucinations dangereuses. C'est le cas de redire le mot de notre vieil Amyot : « L'ivrogne n'engendre rien qui vaille. » Les empoisonnements par les solanées vireuses (belladone, datura, tabac), et par les narcotiques en général, amènent aussi, quoique rarement, des hallucinations homicides. Enfin, les coups sur la tête, l'onanisme et l'irritabilité sombre que détermine ce vice fréquent ; les fièvres graves, les méningites, les maladies de peau, le rachitisme (exemples des bouffons de nos anciens rois) ne sont pas sans déterminer dans les facultés cérébrales des ruptures d'équilibre qui mènent l'enfant au meurtre et à la criminalité.

Peut-on reconnaître, comme le croyait Gall (le père de la phrénologie), les instincts criminels et meurtriers, par les formes extérieures du crâne ? Jusqu'à un certain point, dit M. Moreau (de Tours), on peut répéter avec Réveillé-Parise : « Un front bas et comprimé est un signe de mauvais augure pour l'esprit : *monstrum in fronte, monstrum in animo.* » L'enfant porté au meurtre a, disait Lavater, les sourcils épais et se joignant au milieu du front ; les yeux à fleur de tête, secs, inégaux, les prunelles tremblotantes et renversées en haut, le blanc des yeux terne et pâle. Gall ajoutait : les dents canines très développées. Le caractère est très vif, mobile, indocile, insensible aux punitions comme aux encouragements, frondeur, débauché, violent et poltron tout à la fois. L'hérédité, les tics, les convulsions, les habitudes sournoises et emportées, les violences instantanées et semi-conscientes, indiquent presque à coup sûr l'aberration psychique qui doit mener l'enfant à la tendance homicide.

Le pronostic, quoique étroitement subordonné aux causes, est généralement fatal : qui a tué, tuera. Selon ses causes également, l'acte homicide entraînera la responsabilité totale et partielle ou l'irresponsabilité du petit meurtrier. On concevra, d'après ce que nous avons dit, que la responsabilité soit rarement absolue...

Pour prévenir l'homicide chez l'enfant, il faudra modifier ses conditions intellectuelles, physiques et morales, éviter d'irriter sa colère ou sa jalousie, ne pas l'abrutir par l'étude, surveiller et réprimer activement ses habitudes vicieuses. Enfin, comme le dit justement Calmeil, « les médecins ne doivent pas craindre de répéter souvent aux femmes enceintes, et surtout à celles qui le sont pour la première fois, qu'elles s'exposent à donner le jour à des enfants inintelligents et contrefaits, en négligeant les précautions qui doivent les mettre à l'abri tant des influences morales violentes que des coups et des chutes ».

De six à douze ans surtout, l'éducation doit s'attacher à réprimer les instincts cruels de l'enfant, lui apprendre à respecter la vie, même chez les mouches, lui éviter les récits à sensation et les lectures touchant les assassins et les crimes.

Comme moyens curatifs, on emploiera, selon les cas, les saignées (sangsues aux oreilles, aux cuisses, à l'anus); la diète, les purgatifs (l'ellébore jouait un grand

rôle dans le traitement de la folie chez les anciens, grâce
à ses propriétés purgatives) — ou bien les reconstituants,
les réparateurs, les antispasmodiques, les bains tièdes
ou frais employés avec discernement, l'hydrothérapie et
les affusions froides. Ce traitement est naturellement
l'affaire du médecin spécialiste. Quant au traitement
moral, il consiste uniquement à *isoler sans hésitation et
sans retard dans un asile spécial* l'enfant dont la nature
présente les stigmates reconnaissables de la tendance
homicide.

Le dépouillement de nombreuses observations, joint à
des études médico-judiciaires approfondies sur le sujet,
conduit à des conclusions législatives ou de médecine
sociale qu'il est bon de crier au grand jour. La législation actuelle est insuffisante contre les précoces assassins, puisque, condamnés à la détention simple jusqu'à un
âge déterminé par le jury, elle les rend à la liberté, à
l'expiration de leur internement. L'homicide enfant est
un être nuisible dont la société doit se garer. Est-il sain
d'esprit? la transportation. Est-il aliéné ou irresponsa-
ble? l'internement dans un asile spécial. Dilemme on ne
peut plus vrai.

Les médecins et les juges remercieront de sa belle
étude notre collègue Moreau (de Tours). L'humanité
enregistrera ses conclusions légales si logiques et si justes, car tous les bons esprits croient aujourd'hui à la
parole d'or de Beccaria : « La société se défend et ne se
venge pas. »

LA DIPHTÉRIE — SA PRÉVENTION.

Le mot *diphthérie* (l'Académie écrit *diphtérie*, mais cette orthographe n'est pas conforme à l'étymologie), le mot diphthérie vient d'un substantif grec qui veut dire *membrane*. La maladie consiste, en effet, dans la tendance à la formation de fausses membranes plus ou moins épaisses et plus ou moins étendues sur les muqueuses ou sur la peau dénudée de son épiderme. Si la diphtérie se localise dans la gorge, on a l'*angine couenneuse*; si elle siège dans le larynx et dans les voies respiratoires, on a le croup.

Presque aussi vieille que la médecine elle-même, la diphtérie eut l'Orient pour berceau, comme, du reste, la plupart des maladies épidémiques. Elle fut décrite dans les livres indous et chinois: mais ce fut Arétée médecin du premier siècle, qui, le premier, traça de la maladie, sous le nom d'*ulcère syriaque*, une description vraiment scientifique.

Longtemps cantonnée dans son foyer originel, la diphtérie n'apparaît guère en Europe qu'au seizième siècle. En 1845, Paris est atteint pour la première fois et une lamentable épidémie décime la population du lycée Louis-le-Grand.

L'enfance et la jeunesse constituent en effet des prédispositions, qu'exagèrent notablement la saison froide, les climats bas et humides (littoral méditerranéen), les habitations défectueuses, l'encombrement, et en général la mauvaise hygiène.

La diphtérie est éminemment contagieuse, et sa contagion est malheureusement prouvée trop fréquemment par les décès des médecins et de tous ceux qui approchent d'un peu près les diphtériques. Cependant, ne contracte pas qui veut la diphtérie : là, comme partout, nous devons faire intervenir ce *quid ignotum* vaguement dénommé *réceptivité*, qui consiste en un état de moindre résistance organique ou, si l'on veut, de morbidité latente de l'économie.

Le mal a généralement un début local : gêne dans la gorge, douleur peu marquée. A l'examen, on y voit des taches grisâtres, un peu enfoncées. Puis, les ganglions du cou se tuméfient, la fièvre s'allume, etc. Si la maladie gagne le larynx (ce qui arrive surtout de deux à sept ans), la respiration s'embarrasse, devient rapide, saccadée, suspirieuse et sifflante; la voix et la toux s'assourdissent et s'éteignent; la face est pâle ou bleuâtre, la fièvre intense, le pouls misérable; puis, éclatent des accès de suffocation, et l'affreux tableau se termine par l'asphyxie et par la mort, à moins que l'opération de

l'ouverture de la trachée ne réussisse à sauver le sujet. Cette opération réussit rarement parce qu'on attend, pour la pratiquer, que le malade soit épuisé et
que ses bronches soient déjà pleines de fausses membranes; dans ces cas, les plus fréquents, la trachéotomie ne
saurait évidemment constituer qu'une opération illusoire.

La diphtérie peut être mortelle, et même rapidement,
quoique limitée à la gorge; il existe une forme maligne,
insidieuse et foudroyante, caractérisée principalement
par la dépression du pouls et la tendance syncopale.

Quand la diphtérie guérit, elle laisse après elle des tra-
ces de son passage dans l'organisme. Une sorte de paralysie, décrite déjà 1500 ans avant Jésus-Christ, par le
Père de la médecine, s'empare généralement du sujet,
même à une période avancée de la convalescence.

La déglutition est difficile, les boissons sont rejetées
par le nez; le malade ne peut souffler une bougie; sa vue
se trouble parfois profondément; ses membres s'engour-
dissent et se refusent à la marche.

Hâtons-nous d'ajouter que ces accidents de la convalescence sont généralement bénins et passagers; ils guérissent assez vite par l'emploi raisonné de l'électricité et
des bains sulfureux.

Quant au traitement de la diphtérie elle-même, nous
ne pouvons pas l'exposer ici. Outre qu'il faudrait des
volumes pour énumérer seulement les médications pro-
posées, il n'est pas possible et il serait d'ailleurs sans
utilité pratique d'entrer dans des détails qui n'appartiennent qu'au médecin. Mais nous croyons bien d'insis-

ter, à propos du traitement des affections diphtéritiques surtout chez les enfants, sur un précepte pratique que nous considérons comme capital. Il faut absolument instituer une médication qui n'affaiblisse pas le malade, qui conserve toutes ses ressources de résistance vitale; qui sache, en un mot, comme le dit excellemment Cadet de Gassicourt, « respecter ces deux choses sacrées, l'alimentation et le sommeil. »

LA PRÉVENTION DE LA DIPHTÉRIE

Fidèle à notre programe, nous nous occuperons plus longuement de la prévention de la diphtérie. En effet, pendant que certaines maladies s'éteignent, nous en voyons d'autres subir, à notre époque, une extension plus considérable et nécessiter impérieusement la diffusion des règles d'hygiène propres à les combattre. C'est le cas pour cette odieuse maladie infantile, qui produit, dans la gorge, l'angine couenneuse, et, dans le larynx, le croup :

« Le croup, monstre hideux, épervier des ténèbres ! »

Avant 1856, la diphtérie était presque une inconnue dans nos pays : un cas de croup dans un hôpital de Paris constituait alors une rareté pathologique, attirant les curieux. Depuis lors, quelle extension gigantesque! En 1865, la maladie ne causait encore que 971 décès annuels; en 1877, elle en cause 2,393, dans notre capitale. Depuis dix ans seulement, si nous considérons les tableaux de la statistique et les registres des hôpitaux d'enfants (faisons grâce des chiffres à nos lecteurs), nous constatons que la maladie a presque doublé. Et cette augmentation est vraie non seulement pour nous. Elle est universelle. Rome, Berlin, Vienne, Séville, sont aussi atteints que Pétersbourg, Londres, New-York et Paris.

Le mal sévit principalement, comme nous l'avons dit, sur les enfants mal soignés et mal nourris, agglomérés dans les taudis bas, humides et insalubres des quartiers ouvriers de nos belles capitales. C'est là que se créent et s'alimentent les foyers épidémiques ; et la contagion ne tarde pas à irradier sur la partie indemne ou relativement réfractaire de la population avoisinante. La diphtérie est, en effet, une maladie contagieuse au premier chef, surtout pendant la saison froide et sur les enfants de 3 à 8 ans. Son contage est même remarquablement tenace : il peut persister des mois et des années, et résister aux mesures de désinfection les plus efficaces.

M. le docteur Sevestre a rapporté le fait curieux d'une jeune fille, prise de diphtérie grave, après avoir vidé un meuble de famille : deux ans auparavant, la mère était morte de diphtérie, et l'on avait enfermé dans le dit meuble divers objets qu'elle avait eus auprès d'elle durant sa maladie. On cite aussi des faits de contagion, très nombreux, par les vêtements, les habitations, etc... Les cadavres mêmes (chose remarquable et même exceptionnelle dans les maladies contagieuses) sont susceptibles de transmettre encore la maladie, ainsi que nous le prouvent malheureusement certaines observations de piqû-

res anatomiques. Cependant, c'est en vain que Trousseau, Peter, Duchamp et d'autres courageux expéri-
mentateurs cherchèrent à s'inoculer dans la gorge, à
l'aide de la lancette, les fausses membranes diphtéritiques. Heureusement pour eux et pour la science, jamais
ces tentatives ne furent couronnées de succès...

Il y aurait beaucoup à écrire sur ce chapitre si obs-
cur des contagions morbides. Mais nous ne voulons pas
oublier le rôle plus pratique que nous entendons jouer
toujours vis-à-vis de nos lecteurs ; nous aborderons donc
immédiatement la question de la prévention. Suivre at-
tentivement les préceptes d'hygiène générale, donner
à l'enfant la bonne nourriture qu'il lui faut et lui éviter
le froid humide : voilà des règles qu'il est superflu d'é-
dicter pour les riches, et navrant, hélas ! de rappeler
aux pauvres. Toutefois, le devoir de l'Administration
est de multiplier les inspecteurs des logements insalubres, et aussi de rendre l'inspection moins illusoire. Le
devoir du médecin des pauvres (ne le sommes-nous point
tous ?) est de signaler officiellement tous les cas de diphtérie, afin de guider l'Administration dans ses velléi-
tés de réformes et de désinfection des locaux, et pour
corroborer ainsi le rôle de l'assistance publique à domicile.

Il faut isoler le plus possible les malades et éloigner
d'eux soigneusement les enfants. Pour pouvoir réaliser
cet isolement, dans les classes pauvres, il faudrait créer
des asiles gratuits, qui arracheraient les enfants bien
portants à la contagion des malades. Car il est bien rare
que, dans une famille, lorsqu'un enfant est atteint,

d'autres enfants ne le soient pas. La création d'asiles d'isolement est surtout réclamée en Allemagne, où l'hygiène publique est en honneur. Il faudrait également multiplier les voitures destinées au transport des contagieux, et que l'on ne signale plus des faits d'enfants transportés en omnibus dans les hôpitaux spéciaux, comme cela se passe tous les jours, si nous en croyons le récent rapport du docteur Ollivier au comité consultatif. Arrivé à l'hôpital, l'enfant doit être placé dans un *pavillon d'isolement*. C'est une honte de penser que ces pavillons manquent encore aujourd'hui à peu près partout. Aussi, dans nos hôpitaux d'Enfants-Assistés, meurt-on non de la maladie pour laquelle on y entre, mais de celle qu'on y contracte. L'enfant demande à l'Assistance publique un peu de pain et quelques soins. On lui répond, en lui donnant la salle commune de l'hôpital, c'est-à-dire la diphtérie, la variole, la rougeole, la scarlatine, et la mort ! *Væ pauperis !*

Si l'enfant est soigné à domicile, il ne faut laisser auprès de lui que les personnes indispensables, et interdire absolument toute visite d'enfant. (De même, est-ce que l'on ne devrait pas interdire aux enfants l'entrée de l'hôpital, ainsi que nous l'avons vu faire à Londres?) Les personnes qui donnent des soins aux diphtériques devront éviter les contacts trop immédiats, baisers sur la bouche, etc., et couvrir de collodion les petites plaies qu'elles peuvent avoir aux mains et au visage. Elles prendront souvent un bain de grand air, évitant de rester nuit et jour avec le malade. Elles auront recours à de rigoureux soins de propreté ; nous croyons que des gargarismes d'eau phéniquée leur seront plus utiles, pratiquement, que toutes les lotions antiseptiques du visage et des mains. On doit également pulvériser du phénol ou du thymol dans l'atmosphère, ou faire brûler le mélange d'essence de térébenthine et de goudron de houille, proposé, à titre de méthode curative, par notre savant confrère le docteur Delthil (de Nogent-sur-Marne). Les crachats, linges, vêtements, etc. du malade seront désinfectés par l'eau bouillante et le chlorure de zinc, et ne séjourneront dans la chambre sous aucun prétexte.

Le malade guéri ou mort, il faudra désinfecter la literie de fond en comble, changer le papier des murs, refaire les peintures des portes, rebadigeonner plafonds et parquets, et soumettre, pendant 24 heures, l'appartement à des fumigations d'acide sulfureux. Grâce à ces précautions, l'appartement pourra être habité de nouveau. Mais les enfants n'y rentreront qu'après un mois au moins. De même, les médecins inspecteurs des écoles interdiront l'entrée du local scolaire, pendant six semaines au minimum, à tout frère ou toute sœur d'un enfant diphtéritique non isolé.

Nous ne saurions terminer ces pages sans répéter ici ce que nous écrivions, il y a peu de temps, dans le *Journal d'hygiène*, au sujet de l'opinion, très accréditée en Allemagne et en Italie, et d'après laquelle les épizooties diphtéritiques des animaux domestiques, surtout des volailles, seraient susceptibles de s'étendre à l'homme :

« Il nous semble, disions-nous, il nous semble qu'aux instructions publiées, le conseil d'hygiène et de salubrité de

la Seine aurait pu ajouter un paragraphe relatif à la transmission de la diphtérie des animaux à l'homme et *vice
versá*. Un certain nombre de faits, épars dans la science,
semblent militer en faveur de cette transmission. Or,
en biologie et en hygiène surtout, il ne faut jamais
dire : *Rara non sunt artis*. Mieux vaut trop de prophy-
laxie que pas assez. L'excès en tout est un défaut, sauf
lorsqu'il s'agit de l'excès de prévention des maladies. »

LA MÉMOIRE

Un jour, dans une séance de la Société de biologie, le docteur Gaëtan Delaunay a lu une intéressante étude sur la *Mémoire*. Ce savant physiologiste fait successivement le tour des diverses facultés humaines ; et, par la méthode d'observation pure, arrive à des déductions curieuses et fécondes. C'est ainsi que, peu à peu, dans le domaine des études philosophiques, la science se substitue à la métaphysique ; et le jour est proche, croyons-nous, où nous serons *débarrassés* de cette dernière. « Il n'appartient qu'au médecin, a dit Diderot, de juger philosophie. Lui seul a vu les phénomènes de la machine animale tranquille ou furieuse, faible ou vigoureuse, saine ou brisée, délirante ou réglée. »

Mais, revenons à la mémoire. Dans l'échelle animale la race chevaline se distingue par une mémoire des lieux très développée ; chacun raconte des faits de chevaux retrouvant facilement leur chemin perdu par les cavaliers : le cheval d'*Ivanhoë* de Walter-Scott est un fait de ce genre, admirable d'observation vraie. L'éléphant est doué également d'une mémoire étonnante : tous les jours, des histoires nouvelles viennent corroborer les histoires merveilleuses de Plutarque et d'Elien sur ce roi des pachydermes. Certaines variétés canines (le chien *loulou* principalement), ont l'instinct mnémonique, et surtout la mémoire affective, étonnamment développée. Tous ces faits donnent raison au mot de Plutarque : « La distance n'est pas si grande de bête à bête que d'homme à homme. »

Les anciennes races humaines étaient infiniment mieux douées que nous, sous le rapport de la mémoire : c'est à ce fait, ainsi que le rappelle très justement M. Delaunay, que nous devons, en grande partie, la conservation et la transmission des monuments des premiers âges du monde (anciens poèmes de l'Orient, Grèce, Inde, etc...). Aujourd'hui encore, les races inférieures, aux crânes primitifs, sont infiniment *supérieures* aux Européens sous le rapport de la mémoire. On pourrait donc comparer l'esprit de l'homme à un sablier, dont la mémoire constituerait l'une des capsules, et les autres facultés l'autre capsule: l'une se remplit quand l'autre se vide.

De nombreuses preuves militent en faveur de cette loi : la femme, par exemple, physiologiquement au-dessous de l'homme sous le rapport du développement cérébral, a infiniment plus de mémoire que celui-ci ; nous savons que les actrices apprennent bien plus facilement leurs rôles que les acteurs; les étudiantes passent plus facilement et mieux les examens théoriques que les étudiants : or, que de fois, dans ces examens, la mémoire est-elle la Providence des imbéciles ! On peut dire que, chez la femme, la mémoire est logée au large dans sa demeure cérébrale, où elle empiète sur la place de plusieurs autres facultés, du jugement, entre autres. C'était l'opinion du P. Malebranche, un grand philosophe : « Les femmes, disait-il, ne voient que l'écorce des choses. »

Tout, d'ailleurs, montre que la mémoire, apanage des êtres inférieurs, est une faculté cérébrale secondaire, et comme le critérium de la faiblesse intellectuelle : les adolescents ont plus de mémoire que les adultes, les êtres faibles que les forts, les campagnards que les citadins. Les ecclésiastiques en ont plus que les laïques, les avocats plus que les médecins, les méridionaux plus que les hommes du Nord. On a plus de mémoire à jeun qu'après un bon repas ; plus le matin que le soir, l'été que l'hiver. L'instruction et les études, de quelque nature qu'elles soient, affaiblissent la mémoire. Les illettrés sont plus mémoratifs que les lettrés : c'est pour cela, peut-être, qu'on les voit souvent répéter, en action, la fable du *Geai paré des plumes du paon*.

Bref, la mémoire a une tache originelle d'infériorité : comme nous le prouve M. Delaunay : « On la voit toujours en raison inverse de l'évolution et de la nutrition. » Cela est vrai. L'impitoyable Observation, aidée de la ponctuelle Statistique viennent le prouver irréfutablement. — C'est égal, pauvre mémoire ! Elle est pourtant bien utile à l'homme, et le rôle de cette faculté serait si beau, dans l'entendement humain, si elle voulait se résigner à être la servante, au lieu de chercher (comme elle le fait, hélas ! si souvent) à épouser son maître.

LE BÉGAIEMENT

Le bégaiement est une infirmité nerveuse du langage, consistant dans un vice de prononciation ou d'articulation. Quoique l'histoire enregistre les noms des bègues célèbres (Démosthène, Racan, Louis XIII, le docteur Serre, etc.), parvenus à la guérison par le fait seul de leur volonté, il est certain que le bégaiement est difficile à guérir, en dehors d'une méthode orthophonique régulière. Rien n'est plus triste que cette infirmité, rien de plus pénible et de plus risible à la fois que les bègues. Incapables d'exercer aucune profession, éliminés même de la profession militaire, ils fuient la société, et parfois devenus mélancoliques et aliénés, ils s'en évadent par le suicide.

Sur mille individus, il y en a un environ en France qui bégaie fortement ; on exempte annuellement six conscrits sur mille pour cette cause. Certaines races ont le triste privilège du bégaiement. En Hanovre, il est des villages entiers où tous les habitants bredouillent. En Russie, le bégaiement est très fréquent à cause de la fréquence des incendies, nous dit le docteur Chervin.

Ce fait mérite explication. Les terreurs brusques sont, en effet, les causes les plus fréquentes de l'infirmité qui nous occupe. Le bégaiement débute vers l'âge de trois ans; il est parfois héréditaire ; dans certaines écoles primaires, la contagion nerveuse ou par imitation le développe souvent d'une manière étrange. L'intermittence est un signe curieux de l'affection : dans les temps secs, les bègues parlent beaucoup plus mal. Il y a, d'ailleurs, de nombreuses variétés et des degrés, pour ainsi dire infinis, dans le bégaiement : depuis le bégaiement gracieux qui donnait tant de charme à l'organe de Camille Desmoulins, jusqu'au bégaiement extraordinaire du campagnard qni commençait toutes ses phrases par « *sacré cochon* », ravissant exorde sans lequel il lui était impossible de prononcer une parole !

En France, le bégaiement est surtout fréquent dans le Midi, et le département des Bouches-du-Rhône (où la langue française subit tant de tortures de prononciation et d'*accent*) a une célébrité, à cet égard, qu'il a parfaitement méritée et qui reste légendaire.

Le bégaiement est assez rare chez la femme, parce que disent certains auteurs, la femme est moins exposée aux terreurs violentes, et que l'homme cherche à lui éviter les émotions. Nous préférons à cette explication peu vraie celle de Jean-Jacques Rousseau, qui reconnaît à la femme « une langue plus naturellement flexible », c'est-à-dire qu'il constate qu'elle est plus portée... *sur sa langue* (si l'on nous permet ce barbarisme populaire).

L'ivresse, la colère, l'émotion, qui sont capables de produire le bégaiement de toutes pièces, sont *a fortiori* capables d'exagérer cette infirmité préexistante. De même la crainte, qui pousse parfois le bégaiement jusqu'au mutisme. Un jeune homme amoureux et timide reste muet en voulant demander la main de sa future, et demeure bègue à dater de ce moment. Le docteur Eich rapporte le cas d'un député de Hambourg, qui ne put prononcer *une syllabe* d'un discours soigneusement préparé. (Certains députés de chez nous devraient bien imiter souvent ce modèle d'outre-Rhin.)

Si l'on observe un bègue, on voit qu'il lit plus correctement qu'il ne cause, et que son bégaiement cesse lorsqu'il chante. On voit, en outre, qu'il est oppressé et fatigué quand il parle : il ne sait, littéralement, pas *respirer* ; et c'est ce qui fait tout le mal. La parole provoque chez lui des hésitations vocales caractéristiques, suivies d'explosions subites, et accompagnées de contorsions, de grimaces ridicules, de salivation abondante et d'un spasme respiratoire plus ou moins marqué, visible à la tension convulsive de la gorge. Parfois sa face est rouge, vultueuse, congestionnée ; ses bras et ses jambes sont pris de mouvements désordonnés de polichinelle.

La première recommandation à faire, lorsqu'on traite le bégaiement, doit consister dans la gymnastique méthodique de la respiration. Si celle-ci n'est pas harmonieuse et précise, le bégaiement ne quittera jamais la place. Aussi, tous les orthophonistes (les orthopédistes de la voix) recommandent aux bègues de remplir leurs

poumons d'air avant de parler ; ils leur conseillent également une tenue calme et immobile, et un regard fixe-
ment assuré sur l'interlocuteur. Ces prémisses d'une
méthode curative rationnelle s'appliquent, d'ailleurs,
à tous les vices de la prononciation, vices généralement
causés par des convulsions chez l'enfant : la blésité, le
balbutiement, la lallation, le sifflement, le zézaiement,
le nasonnement, le kliatement, le jotacisme, le grasseyement, et les nombreux autres vices d'articulation, que
nous ne pouvons même signaler.

Disons seulement ici, à propos du grasseyement, infirmité sérieuse parce qu'elle tend à s'exagérer et devient fatigante (surtout à Paris), — disons que l'illustre Talma est l'auteur d'une méthode curative fort simple et qui réussit presque toujours, quand on est per-
sévérant. Substituez à l'R le T et le D (le T articulé très
fort, le D plus doucement) ; puis prononcez la syllabe
RE, immédiatement après et dans la même expiration.
Telle est la recette de Talma, que nous recommandons
à tous les « grasseyeurs » : elle nous a guéri personnellement ; elle en a guéri et en guérira bien d'autres...

La cure du bégaiement n'est pas aussi simple. Il y a
de bien excellentes méthodes, mais il n'en est point,
croyons-nous, qui mette sérieusement le bègue à l'abri
des rechutes et des récidives. Le rythme et la musique
vocale sont très utiles aux bègues. La méthode Katen-
kamp guérit en chantant ; celle de Colombat en battant
la mesure à chaque syllabe (gesticulation).

D'une manière générale, nous rejetons toute intervention chirurgicale : les sections musculaires, qu'on

a eu, à une certaine époque, la rage d'appliquer à tous les bègues, comptent à leur passif bien des désastres et bien peu de cures à leur actif. Si le filet de la langue est trop court, on peut, toutefois, pratiquer sa section partielle ; si la langue, si les lèvres sont raides et comme paralysées, on peut les manipuler, les mobiliser, mais non les brider ni les entamer.

Les méthodes de gymnastique vocale sont les seules à préconiser, et parmi elles, celle d'un ingénieux instituteur primaire, Chervin aîné, habilement mise en œuvre aujourd'hui par le Dr Chervin. Après avoir appris au bègue une respiration précise, Chervin le dresse à *filer un son*, à lier les voyelles très lentement, puis à marquer, non moins lentement, une syllabation claire et *sans saccades*. Ce traitement moral, *basé sur l'imitation du professeur*, est excellent, s'il est rapidement conduit, et si l'élève met la bonne volonté nécessaire. Quatre leçons d'une heure chacune tous les jours. La cure est précédée d'une période de silence complet, destinée à amener une sédation cérébrale, et à provoquer l'attention et la volonté de l'élève, qui perd ainsi « jusqu'au souvenir de son mode de bégaiement. » Vingt jours après le début du traitement, l'élève est abandonné à lui-même, « saturé de la méthode », mais muni des exercices de persévérance nécessaires pour parfaire la guérison, et « traiter sa convalescence ». Cette méthode rationnelle très remarquable guérit, tous les ans, mille jeunes gens qui échappaient jusque-là au service militaire.

LES SOURDS-MUETS

Sur 206,000,000 d'habitants composant le monde civilisé, on compte 152,751 sourds-muets, soit 74 par 100,000 habitants. En Europe, c'est de beaucoup la Suisse qui compte le plus de sourds-muets; la France et l'Angleterre sont les pays qui en comptent le moins. En France, la dernière statistique du ministère de l'agriculture reconnaît 21,395 de ces infirmes : la Savoie est le département qui en fournit le plus, et la Seine celui qui en fournit le moins. On remarquera d'emblée, d'après cette statistique, que les régions montagneuses dont la configuration est sillonnée de profondes vallées, donnent la répartition la plus forte. Certaines races et surtout la race juive sont prédisposées à la surdi-mutité.

Les auteurs sont divisés sur la question de savoir quelle est la proportion entre les sourds-muets de naissance et ceux qui le deviennent de bonne heure, à la

suite de maladies auriculaires mal soignées, de fièvres
graves, de méningites, etc. Il n'est, cependant, pas dou-
teux que les surdités acquises sont bien plus fréquentes. A la suite d'une des nombreuses maladies infantiles
qui retentissent sur l'organe de l'audition, un sujet très
jeune, appartenant à une population de misérables mon-
tagnards, dépourvue de tout médecin, devient, un beau
jour, plus ou moins sourd. Il est fatalement condamné
à être muet. Il ne parle pas parce qu'il n'entend pas.
Voilà pourquoi les sourds-muets sont plus fréquents
chez les pauvres et dans les campagnes que chez les riches et dans les villes. La surdi-mutité congénitale
est un résultat de l'hérédité, des mariages consanguins,
de l'alcoolisme, ou bien d'une monstruosité consistant
dans l'absence totale ou partielle de l'organe de l'ouïe :
dans ce dernier cas, la surdité coïncide avec la cécité,
le bec-de-lièvre, le pied-bot, le crétinisme et d'autres
malformations congénitales.

Quant à la surdi-mutité acquise, elle dérive des maladies qui atteignent, dans la première enfance, le système nerveux (méningite, convulsions, fièvres graves)
ou l'organe auditif lui-même (catarrhes du nez et de la
gorge, coups sur la tête, maladies de la bouche et des
dents, etc.)

Si la surdi-mutité existe souvent chez l'idiot et chez
le crétin, il faut bien reconnaître, néanmoins, qu'il est
des sourds-muets fort intelligents et très perfectibles,
dont il serait injuste de priver la société moderne. Chez
les anciens, ces malheureux étaient méprisés comme des
idiots, isolés des affaires publiques, dépouillés de tous

leurs droits et considérés comme des êtres privés de raison. Bonnet, Willis, Pereire, l'abbé de l'Epée et Heinike sont les illustres noms auxquels les sourds-muets doivent leur affranchissement intellectuel. Avant 1765, les écoles pour les sourds-muets n'existaient pas, et ces malheureux vivaient dans les ténèbres de l'ignorance et dans la haine de la société marâtre où ils étaient plongés.

A cette époque, l'abbé de l'Epée fonda chez nous l'enseignement par les signes et par les gestes, pendant qu'Heinike préconisait plutôt la méthode orale ou par articulation. C'est à elle aujourd'hui que les esprits progressistes donnent partout la préférence. Cette méthode permet au sourd-muet congénital de parler véritablement et de lire la parole sur les lèvres, ce qui lui donne droit de domicile dans la société de tous, et non pas seulement dans la société de ses semblables. En outre, cette méthode est la seule qui puisse restituer véritablement au sourd-muet le sens intime du langage; lui permettre une instruction étendue et une carrière indépendante : « Il cesse ainsi d'émarger au budget de la bienfaisance publique, » et d'être à charge à lui-même et à ses concitoyens. Quoi de plus admirable comme résultat économique et social?

M. Hugentobler, qui a fondé et dirige à Lyon un institut pour l'enseignement des sourds-muets par la parole, fait remarquer, dans un article publié par *Lyon médical,* que l'exercice de la parole est très salutaire aux enfants sourds-muets; la respiration se fait mieux, l'exercice développe les poumons, régularise la circulation et fortifie conséquemment tout l'organisme. L'enseignement se fait sous forme de jeux et d'exercices gymnastiques, d'abord ; puis, les mouvements sont restreints aux doigts et à la face, et l'attention de l'enfant se dirige exclusivement sur le visage du professeur : « sur les mouvements des yeux, des lèvres, de la mâchoire, de la glotte, jusqu'aux tremblements presque imperceptibles des joues et des narines. »

Puis le sourd, sachant lire sur les lèvres, arrive par comparaison à des émissions phonétiques ; on passe alors aux leçons de choses. Finalement, après un travail de huit années consécutives, il arrive, soit de vive voix, soit par écrit, à savoir rendre compte des principaux événements de la vie humaine, à posséder parfaitement toutes les notions de l'enseignement primaire supérieur, à comprendre nettement les communications d'autrui, enfin, à être à même de continuer à s'instruire, par la conversation et la lecture.

Tels sont les magnifiques résultats auxquels on peut arriver par l'enseignement oral intelligemment donné aux sourds-muets. La question est trop technique pour que nous fatiguions nos lecteurs en entrant dans les détails. Qu'il nous soit permis de souhaiter, en terminant, la généralisation d'une méthode qui donne, entre les mains d'un savant professeur, lyonnais, de si prodigieux effets.

L'HYGIÈNE SCOLAIRE

Cette branche importante de la science médicale est aujourd'hui en progrès chez nous. Et comment pourrait-il en être autrement? Qui, plus que la République, peut, par une application large et libérale de la loi, concilier les données de la science avec les nécessités administratives? Et, d'ailleurs, quel groupe d'individus est plus digne de soins et de sollicitude que les enfants de nos écoles, sur la tête desquels repose en définitive, tout l'avenir social et matériel de la nation française?

Aussi voyons-nous les Chambres et les commissions parlementaires discuter patiemment tout ce qui a rapport aux écoles; le grand maître de l'Université consacrer tout son temps aux questions d'enseignement primaire; enfin le conseil municipal de Paris, toujours à l'avant-garde du progrès, donner, en cette matière, l'exemple constant de la plus remarquable activité.

Ainsi l'hygiène scolaire est en progrès, quoiqu'il y ait encore bien des *desiderata*.

Les locaux de nos écoles s'agrandissent, l'air en est moins impur, le chauffage et la ventilation sont plus en rapport avec les progrès de la science. Les exercices du corps et les jeux de toute espèce sont encouragés ; l'enseignement de la gymnastique devient obligatoire, même pour les filles, grâce à des lois récemment édictées ; enfin, les châtiments corporels, reliquat ultime de la nuit du moyen âge et des pratiques de l'Inquisition, disparaissent tous les jours de nos écoles laïcisées...

Une longue succession de travaux français et étrangers est venue peu à peu élucider les questions relatives au mobilier scolaire, à l'éclairage, à la ventilation, au chauffage des établissements d'instruction. L'attention des hygiénistes a surtout été portée sur le banc de l'école, ce lit de Procuste où l'écolier passait jusqu'ici son temps, de la huitième à la quinzième année, à déformer par des attitudes vicieuses sa colonne vertébrale et ses articulations. On est actuellement sur la voie d'un mobilier scolaire non pas idéal (il n'en saurait exister), mais en conformité étroite avec les exigences du progrès.

Quant aux bâtiments et au matériel scolaire, ce n'est plus, heureusement, aujourd'hui, qu'une question pécuniaire, qui sera facilement tranchée par les budgets de l'Etat ou des communes. Il suffira de copier l'école Monge, par exemple, ou bien le bâtiment scolaire de Noisiel, cette *école-modèle* due à l'intelligente philanthropie de M. Menier ; tout ce qui concerne le matériel y est admirable. Les locaux spacieux et bien aérés, sont cubés exactement pour le nombre d'élèves, fort restreint, qu'ils contiennent ; la construction des salles, le mobilier scolaire, l'installation des lieux d'aisances, etc., tout y est irréprochable au point de vue de l'hygiène.

Pour prévenir les maladies dans nos écoles, il faut soumettre leurs habitants à une surveillance hygiénique et médicale constante : c'est ce qu'a compris fort bien M. Jules Ferry, en créant des places de médecins inspecteurs délégués à cette mission.

Nombreux sont les ennemis contre lesquels la science médicale a à lutter.

C'est d'abord la *myopie*, qui atteint environ 50 0/0 des enfants, et qui est due à un vice dans l'éclairage naturel ou artificiel du local scolaire, à une mauvaise disposition des tables et des bancs, et surtout aux caractères typographiques des livres scolaires, pour lesquels il faudrait adopter un *minimum de lisibilité*.

Nous reviendrons tout à l'heure sur cette question fort importante de l'hygiène de la vue dans les écoles. Il y a trois ans, une note officielle, émanant du ministère de l'instruction publique, dit que « depuis longtemps on a constaté que de nombreux cas de myopie se développaient dans les écoles, par suite de la défectuosité des tables et des sièges et de la distribution vicieuse du jour.

» Les architectes de la ville de Paris se sont préoccupés de cette situation dans la construction et l'ameublement des nouveaux édifices scolaires, mais il était important de formuler des règles pratiques et basées sur des principes certains. En conséquence, le ministre de l'instruction publique vient de nommer une commission

dite de l'*hygiène de la vue dans les écoles*, avec mission
d'étudier l'influence des conditions matérielles de l'installation scolaire sur les progrès de la myopie et de rechercher les moyens de s'y opposer.

» Cette commission, présidée par M. Gavarret, inspecteur général de l'enseignement, compte parmi ses
membres MM. les docteurs Javal, Panas, Gariel ; Maurice
Perrin, membre du conseil de santé de l'armée ; de
Montmahou, inspecteur général de l'enseignement primaire ; Masson, Hachette, éditeurs, et Gauthier-Villars,
imprimeur. »

On a justement conseillé, pour restreindre les causes
de myopie scolaire, la disposition latérale des fenêtres,
placées au nord pour que le soleil ne frappe pas directement l'œil des enfants, En Allemagne, on exerce ceux-
ci à porter la vue au loin, en les promenant à la campagne ou en les exerçant aux jeux d'adresse. Toutefois, les Allemands sont très fiers de la fréquence des
myopes dans leur pays : elle est, pour eux, une preuve
de civilisation et de culture intellectuelle. Trouvez donc
la myopie dans les nations non cultivées, chez les nègres ou les asiatiques, par exemple ! Il est de fait que
l'instruction est admirablement développée en Allemagne ; et, pour employer les éloquentes paroles d'un de
nos confrères d'outre-Rhin, « c'est bien le maître d'école
qui a assuré la victoire à la Prusse : les enfants sont la
semence des sociétés. »

Les architectes ne sauraient donner aux groupes scolaires assez d'air, de lumière, de gaieté, d'orientation et
de dégagement. Les conseils municipaux se sont préoc-

cupés à bon droit, dans les quatre mille écoles nouvelles créées depuis sept ans, de toutes les conditions
de salubrité générale, de terrain, d'étendue, d'épais-
seur de murs, de capacité, d'éclairage, etc., requises
par l'hygiène générale. Il faut exiger les meilleures conditions, lorsque l'on s'occupe de la construction des
écoles, au point de vue de la fonction visuelle.

La myopie scolaire dérive principalement des défectuosités de l'éclairage des salles d'étude : l'enfant est
trop souvent forcé de faire et de répéter des efforts dé-
réglés d'adaptation et d'accommodation. De plus, l'emploi de la lumière artificielle et sa répercusion sur le papier blanc est éminemment nuisible à l'écolier, qui est
bien près de devenir myope lorsqu'il a contracté l'habitude
du clignement. C'est pour cela que certains hygiénistes
étrangers préconisent avec insistance la suppression
du travail du soir. Enfin, l'écriture oblique nécessitant
l'inclinaison de la tête à gauche, paraît être également
une cause active de myopie. Cela nous explique la
fréquence de cette maladie en Russie, en Suisse,
et surtout en Allemagne, où l'on trouve, dans les écoles secondaires, jusqu'à 30 pour 100 de myopes. Chacun sait les difficultés de l'écriture allemande.

La commission ministérielle a recherché d'ailleurs
profondément les causes de ce progrès constant de la
myopie parmi les écoliers et a indiqué les remèdes à une
situation qui empire tous les jours.

Les causes qui amènent la myopie chez les enfants
sont celles qui amènent les enfants à se pencher pendant leur travail. Un éclairage insuffisant ou défec-

tueux, un mobilier scolaire disproportionné, des méthodes d'écriture incompatibles avec une bonne attitude
de l'écrivain ; enfin, l'enseignement prématuré de l'é-
criture et l'emploi de livres imprimés trop fins, telles
sont les causes invoquées par le docteur Gariel, le savant rapporteur de la commission de l'hygiène de la
vue dans les écoles.

Comme l'a dit Planat, le problème de l'éclairage d'une
classe est résolu, quand il fait suffisamment clair à la
place la plus sombre. Pendant le jour, un œil placé à la
hauteur d'une table doit voir le ciel dans une étendue
verticale d'au moins trente centimètres comptée à partir de la partie supérieure de la fenêtre. Pendant la nuit,
il faut multiplier les sources lumineuses le plus possible:
l'éclairage aux becs de gaz munis de régulateurs, et
éloignés des élèves, ne présente que des avantages dans
une salle d'école suffisamment ventilée.

Pour le mobilier, la commission propose un banc à
distance négative et dossier incliné ; les tables doivent
être aussi légèrement inclinées. On exigera, pour le travail d'écriture, l'exécution de la formule de madame G.
Sand : « écriture droite, sur papier droit, corps droit»,
en proscrivant l'écriture penchée, moins lisible, d'ailleurs, que l'écriture droite. De plus, il ne faudra point
commencer trop tôt l'étude de l'écriture, et diviser les
difficultés, en n'apprenant à écrire sur le papier que
lorsque l'enfant saura lire et tracer déjà ses lettres au
tableau, que ces lettres soient capitales ou qu'elles
soient même anglaises, sans liaisons.

Les livres devront être préférablement imprimés sur

papier jaunâtre, le moins fatigant pour la vue ; les caractères ne seront pas plus fins que le *huit interligné* ; il y aura sept lettres au plus par centimètre de texte. Pour caractériser, d'ailleurs, la lisibilité scolaire, on devra rejeter tout livre qui, éclairé par une bougie à un mètre, cesserait d'être lisible par une bonne vue à la distance de 80 centimètres. Pour les cartes géographiques, il faudra que, posées verticalement à un mètre de distance d'une bougie, elles soient lisibles par un œil normal, à la distance *minima* de 40 centimètres.

Enfin, pour enrayer l'extension de la myopie, les inspecteurs médicaux devront tous les ans adresser un rapport constatant les résultats de l'examen qu'ils auront fait de la vue des élèves ; les parents seront prévenus ainsi et conseillés au sujet du traitement à faire subir aux enfants.

Voilà, en substance, le rapport de la commission de la vue dans les écoles. Nos lecteurs nous excuseront de ce résumé aride, que nous avons tenu à leur présenter comme un complément nécessaire de l'hygiène scolaire. La myopie est l'un des ennemis les plus sérieux de l'enfance; dans certaines écoles, elle atteint jusqu'à 50 pour 100 des écoliers. Cette question est donc absolument digne de la sollicitude des municipalités et des Chambres ; tout ce qui concerne les enfants concerne, d'ailleurs, l'avenir de la patrie française.

* *
*

Les oreilles des écoliers ont été également l'objet
d'examens, d'inspections et de rapports. Il est juste de
dire que les pays étrangers avaient devancé le nôtre
dans l'étude de la fonction auditive au point de vue de
l'hygiène scolaire. A Washington, le docteur Sexton,
chargé par l'Etat de cette mission, avait trouvé 13 0/0
enfants dont l'ouïe était notablement diminuée. Notre
confrère américain propose comme remèdes préventifs
à ce fâcheux état de choses : d'éviter les courants d'air
aux enfants, — de surveiller chez eux la dentition, —
d'éviter l'introduction de l'eau froide dans le conduit
auditif, — de ne point tailler les cheveux trop courts,
surtout derrière les oreilles. Enfin, le docteur Sexton
signale la scarlatine comme la maladie infantile la plus
capable de produire la surdité. (En France, nous
croyons que c'est plutôt la rougeole).

A Stuttgard, le docteur Weil a trouvé, dans les
volksschulen (écoles primaires), 30 0/0 enfants dont l'audition était défectueuse. La surdité y atteint surtout
les enfants pauvres, malpropres, scrofuleux. Notre confrère d'outre-Rhin conclut de ses observations qu'il faut
examiner et soigner l'état de l'ouïe chez tout enfant
donnant des preuves d'inattention : « Beaucoup d'enfants, en apparence distraits, ne pèchent, dit-il, que par
surdité.» C'est un point fort intéressant à connaître.

En France, l'examen de l'ouïe dans les écoles n'a pas
donné de meilleurs résultats que les précédents. Il a

été fait par le docteur Gellé, auriste habile autant que
modeste : 20 à 25 0/0 élèves (de huit à dix-huit ans)
sont affectés d'une faiblesse notable de l'ouïe. Ces chiffres doivent attirer l'attention des maîtres, qui éviteront
à leurs élèves tout ce qui peut compromettre la fonction
auditive. La commission des écoles va, d'ailleurs (nous
a-t-on dit), rédiger une note explicite à cet égard.

*   *

Quant à la disposition des fenêtres dans les écoles,
les avis sont partagés et la conclusion pratique encore
pendante : cependant l'éclairage unilatéral d'E. Trélat
semble plus favorable pour l'éducation de l'œil et la mise
en saillie (si l'on peut dire) de la forme des objets.

Les maux de tête, auxquels les écoliers sont sujets,
tiennent le plus souvent, ainsi que les déviations de la
taille, à des attitudes vicieuses imposées par la routine
des maîtres d'école. Il est curieux, comme le fait remarquer à ce propos M. Dally, qu'on ne puisse obtenir que,
pour faire de l'écriture penchée, ce soit le papier et non
le corps qu'on soit obligé d'incliner.

Quant aux maux de tête causés par l'air confiné et
par l'usage des poêles en fonte, ils disparaîtront facilement par la suppression de ces causes ; de même, la
scrofule, les fluxions de poitrine et la phtisie diminueront quand les enfants n'habiteront plus des locaux humides et obscurs, où ils sont exposés à tous les inconvénients des courants d'air ou à tous les méfaits de la
ventilation insuffisante.

L'enseignement de la gymnastique est aujourd'hui en pleine prospérité : seul le recrutement des professeurs laisse encore un peu à désirer. Mais, depuis que, sur la proposition de M. George, sénateur des Vosges, la gymnastique obligatoire a été votée unanimement par les Chambres, de nombreuses, et importantes études d'hygiène scolaire et infantile ont rigoureusement démontré les avantages scientifiques de ce mode d'éducation physique. Jusqu'ici, on se bornait à dire et à répéter d'une façon banale que les exercices du gymnase étaient très favorables au développement de la jeunesse. Aujourd'hui, il est démontré expérimentalement que ces exercices développent le périmètre thoracique et la musculature des membres, endurcissent et aguerrissent l'organisme entier, et donnent à tous les mouvements du corps l'agilité et la souplesse. Sous l'influence de la gymnastique, la santé devient meilleure, la phtisie est enrayée, l'obésité éloignée, la beauté des formes est exaltée, les névroses sont améliorées, les raideurs articulaires et les déviations vertébrales guéries. Le relèvement physique est complet. L'hygiène préserve, comme on l'a dit, de la médecine. Aussi les hygiénistes sauront gré à l'infatigable activité ministérielle : les circulaires succèdent aux programmes, entraînant comme corollaires la rédaction de manuels fort bien faits, qui réforment et reconstituent sur des bases scientifiques notre enseignement national (Manuels édités par Berger-Levrault).

Pour restreindre les maladies contagieuses, si fréquentes dans les agglomérations d'enfants et surtout dans les salles d'asile, les instituteurs primaires et les directrices ont aujourd'hui un manuel clair et précis, distribué dans les écoles, et qui leur permet d'isoler immédiatement les enfants dont la présence est un danger pour leurs camarades. Ce manuel, qui relate soigneusement les premiers symptômes des maladies contagieuses pouvant atteindre les jeunes enfants, a été rédigé, sur la demande de M. Hérold, par M. le docteur Delpech, et approuvé par le conseil municipal.

Il recommande, entre autres excellentes mesures, d'éloigner absolument de ses condisciples tout enfant atteint de fièvre ; c'est le plus sûr moyen d'empêcher les graves épidémies de fièvres éruptives qui déciment l'enfance (variole, rougeole, scarlatine, oreillons). Il donne les symptômes qui font reconnaître la dyssenterie, la fièvre typhoïde, la coqueluche, les ophthalmies, la gale et les teignes, toutes affections contagieuses et qui nécessitent impérieusement l'isolement des individus atteints.

A propos de l'angine couenneuse, nous regrettons de ne pas voir mentionnée la proposition faite par M. le docteur Gellé pour éteindre les foyers de contagion diphthérique, et qui consiste simplement dans l'examen journalier de la gorge des enfants dès que l'éveil de cette funeste maladie a été donné.

L'instruction de M. Delpech est complétée par des conseils au sujet de la *contagion de l'imitation ou de la terreur*. Il recommande avec raison d'isoler les épileptiques de la vue de leurs camarades au moment des attaques, et d'éloigner absolument de nos écoles les enfants sujets au *haut mal* ; car la terrible maladie se transmet chez eux par la simple vue d'une attaque. Il en est de même des attaques de nerfs et de la danse de Saint-Guy, maladies si fréquentes surtout dans les écoles de filles.

Les mauvaises attitudes scolaires et les déviations, si fréquentes autrefois, de la colonne vertébrale chez les écoliers, disparaîtront graduellement, à mesure qu'on exigera l'exécution de la célèbre formule de madame Sand : « Ecriture droite, sur papier droit, corps droit. » Le dernier Congrès de Genève a tenu à protester solennellement, une fois de plus, contre l'écriture couchée (dite anglaise), qui incline la tête, comprime le cou, congestionne le cerveau, entrave la respiration, et dévie la colonne vertébrale en faisant porter tout le poids du corps sur le côté gauche. Le congrès a blâmé la réponse d'un maître d'école à une mère : « Les enfants sont ici pour apprendre à écrire et non à se bien tenir. » On peut apprendre à écrire aux enfants sans les placer (sous ce prétexte) sur le lit de Procuste.

Nous ne saurions ici épuiser la matière de l'hygiène scolaire. Mais nous y reviendrons souvent, croyant que le vrai rôle de l'écrivain, est de propager et de rendre pour ainsi dire, banales, les vérités de l'hygiène publique et privée. Et l'on peut dire, en cette matière surtout, que l'âge d'or est devant nous, et non derrière.

Pour la propreté scolaire, par exemple, considérée dans l'école et chez l'écolier, nous prenons la liberté de renvoyer à un manuel spécial dont nous sommes l'auteur, et qui développe amplement cette partie importante de l'hygiène des écoles [1].

Nos lecteurs comprennent l'importance de toutes ces données pour l'avenir de notre nation. Aux jours éloignés de la Réforme, Martin Luther s'écriait : « C'est faire cause commune avec le diable que d'attacher peu d'importance aux écoles du peuple ! » Les ennemis de notre relèvement scolaire auraient peut-être besoin qu'on leur rappelât cette exclamation indignée du grand prophète. Mais ne sortons pas ici de la question médicale. Faisons de la bonne hygiène scolaire, si nous voulons faire de la bonne hygiène publique : car l'école est l'embryon de la cité. « Le peuple qui a les meilleures écoles est le premier peuple ; ou, s'il ne l'est aujourd'hui, il le sera demain », a écrit Jules Simon, — celui de 1865.

La République a compris de cette manière la régénération de la patrie française. Tous les publicistes auront à cœur d'aider, en cette noble tâche, les hommes de bonne volonté. Et, comme dit le poète :

L'arme du siècle, c'est la plume,
Levier qu'Archimède a rêvé !

1. *La propreté de l'individu et de la maison*, par le docteur E. Monin, secrétaire de la Société française d'hygiène, inspecteur des écoles de Paris. — Ce manuel in-12 de 45 pages, couronné par la Société française d'hygiène, traduit en plusieurs langues, et adopté par le ministère de l'Instruction publique, se trouve aux bureaux des publications de la Société, 30, rue du Dragon.

L'HYGIÈNE DANS L'ÉDUCATION

Dernièrement le Parlement anglais, à propos de la mort d'un écolier de Cheltenham, fut saisi d'une importante pétition, signée par un grand nombre de médecins. Cette pétition proteste avec force contre le surmenage intellectuel des collèges, contre l'éducation dite *forcée* « *cramming process in education, educational overpressure* ». Elle demande, entre autres réformes, que, jusqu'à dix ans au moins, les enfants n'aient ni devoirs à faire, ni leçons à apprendre à la maison, ou (si l'on aime mieux) en dehors des classes.

Nous ne saurions trop insister sur les questions d'hygiène scolaire et sur les *desiderata* des programmes, qui attendent encore, comme bien des choses sociales, leur Messie réformateur. On peut, toutefois, remarquer, combien, du côté de l'hygiène, les écoles municipales sont mieux partagées que les lycées et les collèges, plus étroitement rivés, peut-être, à la routine séculaire de l'Université. C'est dans ces établissements surtout, qu'éclatent vivement les dangers indéniables de la *prématuration*, les méfaits de cette éducation précoce qui ne sert qu'à détraquer le cerveau en exaltant la sensibilité, mère de toutes les névroses. C'est là surtout que l'on voit les effets abrutissants de l'instruction à haute pression (*educational overpressure*); c'est là que l'esprit de rivalité et l'excès de travail intellectuel mènent l'enfant à l'épuisement nerveux, et, pour peu qu'il soit prédisposé, aux fièvres cérébrales, à la méningite.

L'enfant, être inharmonique, a surtout besoin de grand air, d'exercices physiques énergiques, de nourriture et de sommeil; il détermine constamment son goût pour le mouvement, et pour tout ce qui est travail manuel (Fourier). Eh bien! au lieu de s'appuyer sur ces données de nature, l'éducateur actuel s'efforce principalement de faire travailler le cerveau et l'intelligence de l'enfant. Réfléchissez donc que vous imposez ainsi à ce jeune organisme une véritable déviation nutritive; autrement dit, plus vous croyez faire travailler l'enfant, moins il travaille en réalité!

Il faut susciter une réaction nécessaire contre l'excès de travail cérébral imposé aux enfants par les faiseurs de programmes trop chargés; et bien comprendre, une fois pour toutes, que les résultats intellectuels sont plus fructueux, lorsque des distractions variées viennent récréer l'esprit des enfants. Les jeunes cerveaux se fatiguent et s'ennuient sans profit par de longues classes. Les classes doivent do :c être écourtées, les études libres multipliées au contraire. Les mouvements et les jeux,

les promenades et les exercices physiques, la gymnastique et l'étude du chant doivent, tour à tour, venir agréa-
blement interrompre les heures d'études scolaires proprement dites.

La réforme primordiale à réaliser dans l'éducation,
en Angleterre, comme en France, réside donc d'abord
dans la réduction du temps du travail scolaire. D'après
le Dr Chibret, qui a exposé, dans un discours de distribution de prix au lycée de Clermont, ses idées à ce sujet
(et ses idées sont celles du bon sens), — le travail intellectuel ne doit pas excéder 4 heures, au-dessous de
10 ans; 6 heures, de 10 à 15 ans; 8 heures, de 15 à 20.
Nous demandons, en plus, pour les collégiens, deux journées de repos *complet* chaque semaine, sans encombrer
(comme on le fait d'une manière absurde) les congés du
jeudi et du dimanche, de longs devoirs scolaires, imposés
du samedi pour le lundi et du mercredi pour le vendredi.

Il importe de tenir l'esprit des élèves toujours frais
et en éveil. L'attention, dans la jeunesse, se fatigue et
vacille à chaque instant; et l'esprit, comme le corps de
l'enfant, saute naturellement et sans trêve d'un objet à
l'autre. Aussi la culture intellectuelle intensive est-elle
nuisible, souvent même fatale, aux jeunes cerveaux.
Les programmes universitaires ne sont que des anachro-
nismes, le baccalauréat un crime contre l'hygiène,
perpétré avec la plus complète préméditation : ce qui
veut dire que nous ne saurions lui accorder la moindre
circonstance atténuante. Que d'atrophies physiques, que
de désordres mentaux, que de déperditions nutritives
sont dus aux programmes scolaires! Les classes de-

vraient-elles durer plus d'une heure, en bonne conscience? Si vous dépassez ce *maximum*, vous n'engendrez que le dégoût chez l enfant et la fatigue chez le professeur : convenez-en!

Une large place pourrait enfin être réservée aux exercices du corps, marches, promenades, courses, sauts, escrime, équitation et natation. La gymnastique en plein air, selon les vœux de Locke et de Rousseau, dilaterait, à tout instant la poitrine étriquée des collégiens. Elle viendrait redresser puissamment les vices de leurs attitudes scolaires et corriger chez les enfants les déformations du tronc, en arrêtant tout à la fois les déviations des sens et les perversions de l'imagination : « Il faut nous abestir pour nous assagir, a dit Montaigne. Ce n'est pas un corps, ce n'est pas une âme qu'on dresse, c'est un *homme*; mais ce n'est pas assez de lui roidir l'âme : il faut lui roidir les muscles. »

Pour éviter les maux de tête, les étourdissements et tous les périls de l'air confiné, qui est un véritable poison, les classes doivent être ventilées et aérées avec le plus grand soin; leur température régularisée avec le thermomètre. Ce sera encore un des avantages des classes de courte durée, que de permettre de réaliser à tout instant le meilleur mode d'aération des locaux scolaires : l'aération par un courant d'air énergique. Les classes courtes restreindront ainsi les déformations du tronc, résultat presque nécessaire des défectuosités du mobilier scolaire, et des attitudes désavantageuses auxquelles oblige l'écriture dite anglaise.

L'écolier devra, pendant la classe, se tenir toujours

droit, les deux fesses également appuyées, pour que le poids du corps soit également réparti. Ses regards se fixeront, à la distance normale, sur des livres bien imprimés. Une abondante lumière latérale, dépourvue de scintillements, favorisera le travail. Celui-ci aura lieu le moins possible à la lumière artificielle. « Les lycées, dit Fonssagrives, sont des fabriques de myopes. Il n'y a à ce mal que deux remèdes : faire sortir les collégiens plus souvent; et donner aux salles des proportions aussi spacieuses que possible, en veillant à ce que l'éclairage ne laisse rien à désirer. »

La propreté dans les établissements d'instruction est surtout indispensable. On procédera journellement au nettoyage sérieux des murs; à l'arrosage, aux balayages et aux lavages des planchers. On essuiera, avec un linge humide, la poussière des livres. Essuyez, n'époussetez pas. Car, dans la poussière séculaire des bibliothèques se trouvent des miasmes nuisibles et même des germes vivants, tels que l'*acarus eruditus* de Schranck, très irritant pour nos muqueuses. Et surtout, remisez le préjugé qui veut que la poussière conserve les livres. C'est un faux bruit que les araignées et les domestiques ont, vraisemblablement, contribué à faire courir.

A la Société de médecine publique et d'hygiène professionnelle, un savant hygiéniste, M. le Dr Dally, développait récemment ces éclatantes vérités : que le travail précoce fait les êtres déséquilibrés de notre époque à névroses ; et que l'exercice et le travail doivent être soigneusement adaptés aux aptitudes individuelles (quand cette adaptation est précoce, avant que le sujet ne soit mûr pour elle, on dit qu'il y a *prématuration*).

Rien ne concerne plus la vitalité d'un pays que ces lois physiques, que l'on ne saurait en aucun cas impunément violer. Il est certain que les vices éducatifs retentissent sur l'existence entière : aussi les médecins luttent-ils, depuis que le monde existe, pour éviter l'action nocive du travail prématuré. Nous avons maintenant une loi (peu écoutée, il est vrai, mais elle existe) une loi sur le travail des enfants dans les manufactures. A quand la loi sur le travail des enfants dans les écoles? Quoi de plus funeste que la contention intellectuelle prolongée dans le jeune âge ? Quoi de plus nuisible que d'attirer sans cesse au cerveau le sang destiné, dans l'âge de l'accroissement, à l'estomac et aux muscles ? Quoi de plus vrai que le célèbre mot de Jean-Jacques : « J'aime mieux exiger d'un enfant cinq pieds de haut, que du jugement à dix ans ! »

Nous insistons sur des vérités, banales peut-être, mais qui sont encore, pour la pratique, malheureusement lettre morte. Il nous reste à faire connaître sommairement les idées exposées par M. Dally à la Société de médecine publique. L'obligation de l'instruction ne devrait rationnellement exister dans la loi qu'à partir de sept ou huit ans, quand les misères physiques de l'enfance sont en partie achevées. Les études primaires seraient sévèrement réduites à quatre ou cinq heures de travail intellectuel quotidien. Le certificat d'études primaires, que l'on délivre aujourd'hui aux enfants à partir de la onzième année, ne devrait l'être qu'à treize ans au moins. Par ces réformes, on éviterait les troubles profonds que la prématuration cérébrale apporte dans le développement physique de l'enfance. Par la diminution des heures de classes, on atténuerait les effets anémiants de l'air confiné et de l'inactivité corporelle.

La ba calauréat, d'après M. Dally, est bon à supprimer, quel qu'il soit : car le travail qu'exige cet examen est aussi considérable que stérile, et il serait avantageusement remplacé par des certificats de capacité délivrés à l'issue de chaque période scolaire. En tout cas, si l'on conserve cette vieille tradition, il faut fixer les examens de baccalauréat à dix-sept ans au lieu de seize comme limite *minimum*. Cette mesure entraîne forcément avec elle le recul de la limite d'âge pour l'admission aux écoles spéciales du gouvernement, au professorat et aux autres carrières libérales. Elle forcera à spécialiser de bonne heure l'enseignement, faute d'avoir le temps matériel d'entasser, dans le crâne fragile du collégien, la collection de toutes les connaissances humaines. Enfin surtout, elle replacera au premier rang, d'où elle n'aurait jamais dû sortir, l'éducation physique, le développement corporel, dont le rôle hygiénique et social doit être primordial.

M. Dally a fait ensuite, dans le domaine de l'hygiène, la critique amère de notre organisation militaire. Le nom d'*armée active* est absolument paradoxal : au point de vue du militarisme, l'armée active est, de beaucoup, la portion la moins résistante et *la moins apte à l'activité*. Tous les jours on voit augmenter les exemptions pour insuffisance de développement physique, et les réformes pour tares organiques irrémédiables. Il importerait donc d'augmenter aussi, proportionnellement, les conditions d'aptitude au métier de soldat, et cela surtout pour les jeunes gens qui, tous les ans, devancent l'appel de leur classe.

Pour faire diminuer le chiffre des non-valeurs, et restreindre celui des incapables et des débiles, il faut retarder le recrutement d'une année au moins, et pratiquer largement le système des ajournements, qui a déjà donné d'excellents résultats, et que nous avons pratiqué, depuis la guerre, avec avantage, à l'imitation de l'Allemagne. Ces mesures radicalement prises abaisseraient certainement la statistique des nombreuses victimes que font, dans les rangs de notre jeune armée, la maladie et la mort. En reculant d'une année le recrutement militaire, on obtiendrait des recrues dont la croissance serait achevée et la poitrine à peu près complètement développée. Combien les dures fatigues de la profession militaire (profession insalubre au premier chef) seraient plus gaillardement supportées par des sujets *bien taillés*, offrant la résistance vitale de l'homme fait ! Napoléon le savait bien, et faisait peu de cas des jeunes gens au point de vue militaire, parce qu'ils ne servent qu'à encombrer les hôpitaux, *parce qu'ils sont fauchés comme des épis !* (Michel Lévy).

Des réformes de cette nature (aidées par le service de trois ans, qui probablement aura bientôt gain de cause devant les Chambres comme il l'a depuis longtemps devant l'opinion) amoindriraient, sans aucun doute, l'aversion signalée que les jeunes Français manifestent pour le service militaire. M. Dally propose enfin de composer exclusivement les non-combattants, dans les corps de troupe, des ajournés définitifs : on diminuerait le contingent actif en augmentant les conditions d'aptitude militaire, et en maintenant sous les drapeaux les rengagés jusqu'à l'âge de trente-cinq ans.

Ces diverses propositions, étayées sur la science de l'hygiène, méritent, à coup sûr, l'attention de la commission supérieure de l'armée. Quoique M. le professeur Vallin (du Val-de-Grâce) ait fait à la communication du docteur Dally quelques critiques au point de vue technique, toutes les discussions à ce sujet, quelles qu'elles soient, ne sauraient rien enlever à la justesse de l'ensemble.

L'HYGIÈNE AU LYCÉE

M. Jules Ferry, lorsqu'il était ministre de l'instruction publique et des beaux-arts, étendant, par un zèle des plus louables, la sollicitude maternelle de l'Université jusqu'aux questions, trop délaissées antérieurement, de *l'hygiène des internats*, demanda un jour à l'Académie de médecine la consultation suivante : « Combien de temps un élève atteint d'une maladie contagieuse doit-il être isolé, c'est-à-dire éloigné de ses camarades jusqu'à ce que tout danger de contagion ait disparu ? » L'Académie nomma aussitôt une commission composée de MM. Bergeron, Hillairet et Roger chargée de rédiger pour le ministre une réponse sous forme de rapport officiel. Les conclusions de ce rapport, par M. Hillairet, rapporteur de la commission, furent formulées comme il suit :

1° Les élèves atteints de la varicelle, de la variole, de la scarlatine, de la rougeole, des oreillons, ou de la diphtérie, seront strictement isolés de leurs camarades.

2° La durée de l'isolement devra être de quarante jours pour la variole, la rougeole, la scarlatine et la diphtérie; de vingt-cinq jours pour la varicelle et les oreillons.

3° L'isolement ne cessera que lorsque le convalescent aura été baigné.

4° Les vêtements que l'élève portait au moment où il est tombé malade devront être passés dans une étuve à plus de 90° et soumis à des fumigations sulfureuses, puis bien nettoyés.

5° Les objets de literie, les rideaux de lit et de la chambre d'isolement, les meubles et les parois même de la chambre devront être largement désinfectés, lavés, puis aérés.

6° L'élève qui aura été atteint, en dehors d'un établissement d'instruction publique, de l'une des maladies contagieuses énumérées dans ce rapport, ne pourra être réintégré que muni d'un certificat de médecin attestant qu'il a satisfait aux prescriptions ci-dessus énoncées.

Nous avons trop souvent plaidé la cause sacrée de l'hygiène privée et sociale, pour ne pas remercier le ministre de son initiative, et notre regretté maître Hillairet, de la netteté de sa consultation. Le besoin de résoudre ces problèmes se faisait vivement sentir.

A chaque instant, un élève, renvoyé à ses parents avec une maladie éruptive, revenait trop tôt et sans avoir pris les précautions nécessaires pour prévenir la contagion; il communiquait à ses condisciples les germes d'une nouvelle fièvre, et cette contagion incessante venait constamment entretenir la vie des épidémies dans les lycées et les collèges. Les conclusions de la commission, qui ont maintenant force de loi, diminueront vraisemblablement la léthalité et la morbidité dans les agglomérations de jeunes gens, qui possèdent à un si haut degré les conditions de réceptivité morbide.

D'autre part, la commission a bien fait d'insister sur la nécessité absolue d'isoler complètement les sujets atteints de fièvres éruptives et de maladies contagieuses. Dans les infirmeries des lycées, les rhumatisants habitent le même local que les varioleux; les embarras gastriques y coudoient les ophthalmies contagieuses. Dorénavant, l'isolement sera décrété indispensable, par circulaire ministérielle, dans des pavillons spéciaux éloignés de cent mètres des bâtiments ordinaires. Si l'isolement ne pouvait être convenablement réalisé, le proviseur devrait sans retard rendre l'enfant malade à sa famille.

Espérons que ces mesures seront sévèrement prescrites et que leur exécution en sera assurée partout. Elles constituent le *minimum* des précautions que la science épidémiologique reconnaît comme nécessaires : elles sont d'ailleurs usitées dans presque tous les Etats civilisés. M. Lubelski, docteur en médecine à Varsovie, a trouvé, dans un ouvrage de Pierre Franck, un règlement adopté le 25 septembre 1773 par « la chambre de ville » de Dijon, et qui prescrivait déjà (à cette époque éloignée où l'hygiène publique était à peine au berceau) un isolement absolu pour la variole.

La variole, la rougeole et la scarlatine exigent impérieusement un isolement sévère de quarante jours. Ce chiffre constitue à peu près le total additionnel des chiffres de jours des périodes prodromiques, d'invasion, d'éruption et de desquamation, qui caractérisent les fièvres éruptives. La contagion de la scarlatine s'opère surtout à la période de desquamation ; elle est tellement facile, qu'on l'a vue se faire par des lettres envoyées par la poste aux plus grandes distances. La *varicelle* a une marche souvent très irrégulière ; mais elle peut durer dix à douze jours ; et, comme il faut une dizaine de jours pour la chute des croûtes, la durée de l'isolement dans cette maladie éruptive devra être de vingt-cinq jours. Du reste, en thèse générale, l'isolement doit être aussi prolongé dans les cas légers des fièvres que dans les cas les plus graves : car la varioloide la plus bénigne peut engendrer une variole noire, et la scarlatine la plus légère peut engendrer une fièvre pourprée rapidement mortelle et parfois foudroyante.

La diphtérie est heureusement très rare dans les lycées et les collèges, quoiqu'elle ait atteint pour la première fois Paris en 1845, par l'épidémie du lycée Louis-le-Grand. La durée de cette meurtrière angine est fort variable ; mais, par prudence, la commission a bien fait de fixer pour l'isolement le plus long délai, c'est-à-dire quarante jours : la convalescence, d'ailleurs, les nécessite souvent, et au delà.

Les oreillons sont une maladie infectieuse, épidémique, contagieuse, dont le maximum de fréquence est de beaucoup dans la seconde enfance et dans la puberté. La maladie est généralement très bénigne ; mais elle a de graves conséquences sur les fonctions génératrices, lorsqu'elle se complique, chose fréquente [1], d'*orchite* suivie de disparition de la glande séminale. La durée totale des oreillons est de vingt-cinq jours. Malheureusement, les oreillons constituent une maladie générale, peu activement contagieuse, mais qui, en revanche, a des foyers épidémiques dans les lycées et les casernes, à l'instar de la fièvre typhoïde, de l'érysipèle, du choléra, de la dyssenterie et d'une foule d'autres maladies.

La commission académique a passé sous silence les maladies qui, à l'exemple de la fièvre typhoïde, ne sont pas reconnues comme activement contagieuses. Il importe maintenant que le ministre, continuant l'œuvre si intelligemment commencée, questionne de nouveau l'Académie sur les mesures à prendre, dans un lycée, en face d'épidémies ou de cas sporadiques de fièvres typhoïdes et autres. Il existe, dans l'administration de l'armée, des règlements de ce genre, souvent imparfaits, il est vrai, mais dont il importerait de pourvoir au plus tôt l'administration universitaire. En écrivant de nouveau à nos maîtres en art médical qui siègent tous les mardis, rue des Saints-Pères, le ministre provoquera, sans aucun doute, les consultations désirables, indispensables, devrions-nous dire. En même temps, il fera remplir à une Académie un rôle utile : ce qui est bien quelque chose, n'est-ce pas, chers lecteurs ?

1. Voir : *Essai sur les oreillons*, par le Dr E. Monin : Paris, Parent, 1877, et *Articles sur le même sujet*, par le même, dans *l'Hygiène pour tous*, 1881.

L'HYGIÈNE DU JOUR DE L'AN

Nous dirons peu de chose de l'hygiène morale. Il importe, toutefois, de ne pas fatiguer et surexciter outre mesure le petit cerveau de l'enfant par des cadeaux multipliés ou par des jouets trop compliqués pour leur frêle imagination. Bien des états morbides, maux de tête, méningites et pseudo-méningites n'ont pas eu d'autre cause. Tous les praticiens qui soignent des enfants connaissent ce que les Anglais appellent *Christmas fever*, la fièvre de Noël.

La question du jour de l'an, qui touche de si près au bonheur des bébés de tous les âges, acquiert de ce fait une importance sociologique et commerciale que nous croyons superflu de développer. Entrons donc dans le cœur du sujet, qui comporte deux parties principales : 1° *les jouets;* 2° *les bonbons.*

Les jouets, dont la fabrication est éminemment parisienne, peuvent être dangereux pour la santé des enfants, lorsqu'ils sont colorés avec des substances toxiques. Après plusieurs ordonnances de police, un arrêté en date du 10 août 1878 vint défendre expressément l'emploi des verts arsénicaux de Scheele et de Schweinfürt, des sels de plomb (massicot, minium, céruse, blanc d'argent), du jaune de chrôme, des cendres bleues de cuivre et des préparations mercurielles (vermillon) pour la coloration des jouets.

La chambre syndicale de bimbeloterie de Paris essaya, à plusieurs reprises, de faire rapporter cet arrêté, prétendant que le vernis, dont les jouets sont recouverts, rendrait les couleurs inoffensives. Le conseil d'hygiène publique, faisant justice de ces prétentions, maintint la prohibition, en priant même le ministre des finances de donner au service douanier des instructions pour empêcher l'entrée en France des jouets toxiques sans aucune exception : cette dernière clause vise surtout l'industrie prussienne, peu soucieuse en général de la santé publique. En France aujourd'hui, et notamment dans l'industrie si étendue de *l'article de Paris*, on se conforme aux prescriptions légales, surtout depuis les recherches récentes de M. Turpin, qui a trouvé, dans les matières extractives du goudron de houille, les éléments parfaitement inoffensifs des colorations les plus variées et les plus brillantes. Toutefois, il est bon de prendre toujours garde aux jouets colorés, surtout lorsqu'ils sont placés entre les mains des tout petits enfants, qui lèchent et sucent instinctivement tout ce qui se trouve à leur portée.

A côté des jouets toxiques, il y a les jouets dangereux.

Parmi eux, doivent être placés en première ligne ceux qui font explosion, et ceux qui ont une certaine force mécanique de projection et de mouvement. Une loi sévère régit la fabrication et la vente des amorces, surtout depuis la catastrophe de la rue Béranger. Mais il est d'autres substances explosibles. C'est ainsi qu'un récent rapport incrimine avec raison les ballons-réclames, qui s'enflamment très aisément (au simple contact d'un cigare allumé), surtout lorsque le gaz hydrocarboné a été mélangé d'air; l'oxygène de l'air forme avec l'hydrogène du ballon le mélange détonant classique, qui peut occasionner les plus graves brûlures, sans préjudice des conséquences si fâcheuses de la frayeur sur les jeunes organismes.

Quant aux jouets susceptibles d'être lancés, ils sont souvent nuisibles et justifient l'adage : « Jeu de main, jeu de vilain. » Notre savant confrère et ami le docteur Gorecki a présenté un jour à la Société d'hygiène un de ces jouets à dix centimes, « qui font la tranquillité des parents et la joie des enfants ». Il s'agit de l'*Hirondelle*, sorte de petite hélice en zinc, qui s'élève en l'air par un mouvement de rotation produit par une ficelle, comme dans la toupie. Rien de plus dangereux que cet instrument. On amena à la clinique oculaire du docteur Gorecki un enfant de huit ans, dont l'œil avait été fendu complètement, suivant une ligne horizontale : l'organe était complètement vidé et ses fonctions étaient perdues sans ressource. *Ab uno disce omnes!*

La consommation des bonbons est colossale, surtout dans cette période de l'année. D'après Turgan, une seule

usine fournirait 700 tonnes de confiseries; 420 tonnes
de sucre ajoutées à 280,000 kilogrammes de marrons,
noisettes, amandes, fruits de toute sorte! Le sucre est
un condiment admirable, utile à la santé, très nourrissant. Son abus seul est nuisible; il amène de l'embarras
gastrique et des indigestions que tous les médecins connaissent bien...

Aujourd'hui, la coloration des bonbons, à force d'a-
voir été surveillée et inspectée, ne présente plus guère
de danger. Autrefois, les couleurs les plus toxiques ser-
vaient à peindre les pastilles, les figures de confiseries
et de pâtisseries; dès 1742, une ordonnance de Louis XV
interdisait la gomme-gutte, l'arsenic, les sels de cuivre
et de plomb; plus tard l'orseille, le chromate de plomb,
l'aconit, etc., furent interdits. En 1822, on défendit de
garnir intérieurement les figures en sucre de fils de fer
destinés à les solidifier, ces fils pouvant être avalés par
les enfants et causer de graves accidents.

Enfin, en 1864, à la suite d'empoisonnements graves,
on étendit la surveillance administrative sur les papiers,
sacs, cornets et boîtes qui servent à envelopper les bonbons, et qui, trop souvent encore aujourd'hui, renferment de la céruse et de l'acétate de plomb. On défendit
également de faire entrer aucune préparation fulminante
dans la composition des enveloppes de bonbons; celles-
ci devront toujours porter le nom et l'adresse du fabri-
cant ou du marchand, pour faciliter l'enquête médico-
légale, en cas d'empoisonnement.

Aujourd'hui l'industrie des sucreries colorées devra
se contenter du bleu de Prusse, de l'outremer, de la

craie, des ocres, des feuilles d'or et d'argent, de l'indigo, de la cochenille, des laques, du curcuma, du bois de campêche, etc., pour la fabrication des bonbons et la coloration des papiers destinés à les envelopper. Tout le monde félicitera la préfecture de police et les conseils d'hygiène de leurs rigueurs administratives : car la première condition qu'il faut requérir d'une industrie, c'est d'être compatible avec les exigences de l'hygiène et de la santé publiques.

PROGRÈS DE LA GYMNASTIQUE EN FRANCE

Les anciens avaient en haute estime les pratiques de
la gymnastique, et tous les efforts des Républiques antiques tendaient à assujettir de bonne heure les citoyens
aux luttes et aux fatigues des exercices corporels. On
sait les honneurs que les Grecs décernaient à leurs athlè-
tes et la magnificence que les Romains donnaient à
leurs jeux olympiques. Cet amour de la culture somati-
que fit naufrage dans la nuit du moyen âge ; elle atten-
dit sa restauration jusqu'au dix-neuvième siècle, où les
plus louables efforts furent tentés, dans ce sens, en
Suède d'abord, puis bientôt en France, sous l'intelligente impulsion de M. Victor Duruy. En 1860, se fonda,
à Guebwiller, la première Société de gymnastique ; en
1871, sous la présidence de M. Paz, se constitua l'Union
des sociétés de gymnastique françaises, qui organisa de
nombreuses fêtes fédérales, dont la dernière a eu lieu
récemment à Reims et brilla d'un vif éclat.

La gymnastique prend donc domicile chez nous. Aujourd'hui, chaque collège municipal a un gymnase, et toutes les écoles vont en être pourvues. En 1872 d'après M. Laisné, 13,692 enfants suivaient les cours des gymnases; en 1881, il y en avait 69,376, dont 41,041 garçons et 28,335 filles : car l'enseignement corporel a été rendu obligatoire pour les filles, depuis deux ans, sur la proposition de M. Talandier. Ce qui manque encore chez nous pour donner à cet enseignement toute sa fécondité, c'est une Ecole normale spéciale d'où sortiraient des maîtres. Ceux-ci ont augmenté, il est vrai, dans une notable proportion, puisque, en 1872, ils étaient 117, alors que nous comptons aujourd'hui 354 professeurs hommes et 238 professeurs femmes. Mais la qualité de ces professeurs n'est pas aussi satisfaisante, croyons-nous, que leur quantité. (Les chiffres de la précédente statistique s'appliquent aux écoles de Paris, et sont tirés du *Dictionnaire* de M. Laisné, l'excellent inspecteur de la gymnastique municipale.)

On dit et l'on répète communément que les exercices du corps diminuent les tares organiques, accélèrent les mouvements du cœur et régularisent la circulation, amplifient les mouvements respiratoires et perfectionnent le fonctionnement pulmonaire, favorisant ainsi au plus haut point le conflit de l'oxygène et des globules du sang, conflit d'où résultent la nutrition et la vie. Secondairement, la gymnastique redresse la colonne vertébrale, assouplit les articulations, assure l'équilibre de la mécanique humaine et retentit même jusqu'à un certain point sur l'être moral et sur la vie affective. Ces ef-

fets (nous allons le voir) sont absolument démontrés.
D'abord immédiats et passagers, ils se transforment
peu à peu, par la force de l'habitude, en conquêtes organiques définitives. Ces conquêtes se transmettent à la
descendance par l'hérédité. La gymnastique est donc
littéralement un moyen d'exaltation pour les forces
d'un pays.

La médecine se sert de la gymnastique comme d'un
de ses meilleurs agents physiques de curation des
maladies. Dans le diabète, elle favorise la combustion
du sucre ; dans l'obésité, la résorption de la graisse ;
dans la goutte et la gravelle, l'élimination des urates
et de l'acide urique. Dans l'atonie générale, la scrofule,
le rachitisme, dans la dyspepsie et la faiblesse des organes digestifs, elle agit comme un puissant tonique,
un précieux excitant, un sédatif énergique. Dans les
névroses, l'imbécillité, l'hypocondrie, l'hystérie, l'épilepsie, la danse de Saint-Guy, elle modère utilement et
modifie à la longue le système nerveux. Elle dilate la
poitrine de l'individu congénitalement prédisposé à la
phtisie et a pu quelquefois enrayer l'épouvantable diathèse.

La médecine contemporaine a démontré expérimentalement les effets précis de la gymnastique sur le développement de la poitrine, des muscles et de la force de
l'homme. Les docteurs Chassagne et Dally ont basé une
étude de ce genre sur 16,330 observations, pesées,
mensurations et essais dynamométriques, faits en 1880
à l'école spéciale militaire de Joinville-le-Pont. D'après
ces travaux, la gymnastique développe les muscles et

les ligaments, et amoindrit la graisse et le tissu cellulaire. Sous son influence, les saillies musculaires deviennent plus apparentes, et l'obésité s'enfuit. La force, l'agilité, l'endurcissement et l'aguerrissement viennent
comme conséquences constantes de la culture somati-
que. Non seulement le relèvement physique est complet,
mais la beauté des formes est augmentée. En cinq mois,
le périmètre thoracique s'agrandit de deux centimètres
et demi, celui des bras de un centimètre et quart. La
force dynamométrique générale s'accroît de vingt-huit
kilogrammes. Voilà des chiffres. N'affaiblissons pas leur
éloquence par une conclusion que nos lecteurs ont déjà
tirée eux-mêmes.

LA GYMNASTIQUE DES FILLES

Dans la séance publique du 15 décembre 1879, la Chambre des députés a rendu obligatoire dans les écoles de garçons l'enseignement de la gymnastique, déjà voté par le Sénat. A la suite de cette discussion, un des membres les plus sympathiques de la députation parisienne, M. A. Talandier a proposé un amendement pour rendre cet enseignement également obligatoire pour les filles. Leur vie, dit-il en substance, est plus sédentaire que celle des garçons ; plus qu'eux peut-être elles ont donc besoin de ces exercices, qui seraient si utiles au développement des forces organiques de la femme et l'aideraient plus tard à être à la hauteur du rôle physiologique et social que la nature leur a confié.

La minorité intolérante de notre Chambre législative fit d'abord à la proposition Talandier des objections systématiques, irréfléchies, et sans aucune valeur. Bref, le projet de loi fut voté en première lecture ; et bientôt il reçut des deux Chambres sa consécration définitive.

Que de raisons, en effet, militaient en faveur du projet Talandier ! Il ne s'agit pas, bien entendu, de transformer les écoles de filles en hippodromes, et leurs élèves en femmes hercules.

Non. La gymnastique en question est purement « callisthénique », comme chez nos voisins d'outre-Manche. On exclura de cet enseignement les appareils complexes des gymnases masculins, on bannira les exercices de « rétablissement » et de « voltige ».

Les manœuvres du corps sans appareils, les éléments de l'escrime et du bâton, le saut en longueur, les jeux de paume, de boules, etc., quelques « tours » de trapèze et d'escarpolette, telles sont, à peu près, les matières qui peuvent former le programme du gymnase féminin.

On peut donc voir qu'il ne s'agit ici ni de la question du « droit des femmes », ni même simplement de l'assimilation plus ou moins complète de l'éducation du beau sexe à celle du sexe laid. Si le projet Talandier faisait porter culotte aux filles, ce serait pour la durée seulement de leurs exercices physiques, qui se passeront d'ailleurs, en famille, — loin des regards jaloux...

La meilleure manière d'arriver à ce qu'une jeune fille devienne femme, c'est, à n'en pas douter, de la soumettre à un exercice physique constamment régulier, quoique doucement combiné. Développer l'ensemble de l'organisme pour y faire régner la santé, voilà le but : et le moyen d'y arriver consiste à exercer intelligemment certains groupes musculaires par une gym-

nastique bien conduite. Les anciens le comprenaient
bien, et ce n'est pas sans raison que Plutarque attribuait
la constitution faible et délicate de la femme surtout à
ses habitudes sédentaires. Eh bien, les exercices hygiéniques du gymnase contrebalancent ces habitudes et
annihilent leurs effets désastreux sur la santé. Ils main-
tiennent la validité toujours chancelante de la jeune
fille et, en suscitant l'harmonie dans ses fonctions si
compliquées et si peu harmoniques, préparent à la
femme une vie robuste et féconde.

Quels sont, en effet, les résultats que produit sur l'é-
conomie une gymnastique sagement comprise ? Elle
donne de la vigueur aux muscles, de la souplesse aux
articulations ; à tous les organes la force, l'agilité et la
chaleur ; elle rehausse, pour ainsi dire, le ton général
de l'économie et stimule la rénovation moléculaire de
tous les tissus, en excitant la circulation du sang. Appliquée à la femme, la gymnastique l'éloigne de l'atmosphère immobile et confinée où elle s'étiole trop souvent ; sous l'influence d'une nutrition plus active, on
voit s'atténuer le lymphatisme, cet apanage habituel de
la jeune fille. La flaccidité et la rotondité des chairs
disparaissent pour faire place à une fermeté de bon
aloi et à des saillies musculaires sans danger pour l'élé-
gance : les pâles couleurs ou le rose maladif des joues
sont remplacés par une carnation vivante. Les lèvres
quittent leur teinte cire-vieille pour prendre une teinte
rouge-sang ; la chloro-anémie est en fuite.

De plus, on voit la poitrine se développer et s'agran-
dir sous la double influence de l'agitation des muscles

et du vif mouvement de l'air ; l'ampliation du poumon
s'effectue, et parfois la terrible phtisie est conjurée.

Pour bien comprendre l'utilité de la gymnastique
pour la jeune fille, il faut voir combien les indispositions
et incommodités, si fréquentes dans sa vie, cèdent facilement à des exercices mesurés et scientifiques. Sous
leur influence, le mauvais estomac, qui suit la vierge
comme l'ombre suit le corps, devient excellent, et broie-
rait presque des cailloux : car la fatigue fait naître la
faim, cette inconnue de la jeune fille, et provoque chez
elle le besoin irrésistible d'une alimentation réparatrice.
En outre, les fonctions intestinales, jusqu'alors inactives
et pénibles, deviennent régulières et faciles, en vertu
du proverbe : on digère plus avec ses jambes qu'avec
ses intestins.

Enfin dans un siècle où, comme le disait Marchal
(de Calvi) « le muscle s'en va, et le système nerveux est
surmené », combien n'est-il pas important de régénérer
le physique de la femme, pour lui enlever la mollesse et
l'énervement de son moral, triste et continuel joujou des
nerfs. La force et la santé de l'esprit suivront, en effet,
la santé et la force du corps, le moral n'étant, comme
on l'a dit, que le physique retourné. L'exercice, en dépu-
rant l'organisme, récréera le cerveau. La mélancolie
disparaîtra, ainsi que cette exquise sensibilité, ces per-
pétuels maux de nerfs qui empoisonnent l'existence de
la femme. Le moral deviendra chez elle égal et tranquille, harmonique, en un mot, comme son physique.
Le tempérament nerveux se modifiera ainsi par la di-
version heureuse que la gymnastique apporte à l'émoti-

vité; de plus, l'habitude des exercices du corps restreindra l'impressionnabilité du ssxe féminin devant les dangers.

Enfin, pour achever toute notre pensée, ajoutons, sans commentaires, que la gymnastique est encore, dans le sens le plus large du mot, un agent curatif précieux : c'est un puissant anti-aphrodisiaque.

Bref, en « abestissant » le sexe féminin, les exercices du gymnase pourraient bien « l'assagir », pour parler la langue de Montaigne. Si nous terminions, enfin, en disant, avec l'illustre Locke, que « la gymnastique prolonge la jeunesse » nous serions bien sûr de voir toutes les femmes fréquenter sérieusement les gymnases. Un Rousseau ne pourrait plus dire alors que l'enseignement de l'Etat est un enseignement risible par excellence !

L'ART DE VIVRE LONGTEMPS

Il meurt, en moyenne, un être humain par seconde, soit 32 millions par an (le globe terrestre renfermant environ 1 milliard 290 millions d'habitants). En France, il meurt chaque année 1 individu sur 30. La proportion varie, en Europe, entre ce chiffre et le chiffre 60, atteint par l'Irlande.

Il y a en ce moment, 3,108 centenaires en Europe, sur une population de 242 millions d'habitants. Sur ces 3,108 centenaires, il y a 1,864 femmes et seulement 1,224 hommes.

C'est en France qu'il y a le plus de sexagénaires, de septuagénaires, d'octogénaires et de nonagénaires. Mais la France possède moins de centenaires que les autres États de l'Europe, sauf la Belgique, la Suisse et le Danemark, toutefois.

Ainsi la longévité proprement dite décroît en France, pendant qu'augmente la vieillesse moyenne.

Le directeur de la statistique austro-hongroise, à Vienne, a trouvé que l'Angleterre, la Suède et la Norvège sont les pays qui offrent le plus d'exemples de longévité. Sur un total de 102,831 Européens ayant dépassé 90 ans, il a compté 60,303 femmes et 42,528 hommes.

Cette dernière statistique, conférant à la femme le privilège de vivre longtemps, est exactement analogue pour tous les pays scientifiquement recensés.

Les statistiques vitales nous montrent également que les gens mariés ont plus de chances de longévité que les célibataires. L'intensité de l'existence doit être modérée, si l'on veut en assurer la durée : or le mariage est le puissant régulateur de la vie.

Les pauvres meurent deux fois plus que les riches : la misère est la grande pourvoyeuse de la mort. — Les citadins meurent deux fois plus, également, que les campagnards, précisément parce que la misère est plus fréquente dans les grandes villes.

La moyenne de la vie a doublé depuis un siècle. La statistique de Duvillard indiquait 30 ans, et celle de notre contemporain le Dr Bertillon, en indique 40 ! Cet admirable progrès est dû surtout à la facilité des communications et à la suppression des famines.

Voici, d'après Casper, la moyenne de vie inhérente aux diverses professions :

Sur 100 individus, parviennent à leur 70° année : 42 ecclésiastiques, 40 agriculteurs, 32 commerçants, 32 commis, 29 avocats, 28 artistes, 27 professeurs, 24 médecins, (nous avons le lugubre privilège de fermer la liste).

Cependant, les professions libérales sont loin d'être, par elles-mêmes, un obstacle à la vie et à la santé. Les esprits supérieurs, surtout dans les sciences, (Chevreul, J.-B. Dumas, etc.) atteignent souvent l'âge le plus avancé, après une existence dépourvue de maladies et d'infirmités. Gaëtan Delaunay affirme même que les gens intelligents vivent plus que les autres; les savants plus que les agriculteurs et les rentiers. D'après lui, la moyenne de vie des académiciens est de 71 ans 5 mois. Ce fait brutal, s'il est vrai, ne vaut-il pas mieux pour eux qu'une immortalité, souvent aléatoire ?

Le Dr Corlieu nous fournit la moyenne numérique de la vie de nos rois. Elle n'est pas brillante, et sera peut-être de nature à dégoûter du trône les prétendants qui nous lisent :

Ont vécu : 14 Capétiens, 47 ans — 13 Valois, 43 ans — 8 Bourbons, 62 ans — 2 Napoléons, 58 ans. En moyenne, 50 ans.

L'antiquité nous a transmis d'extraordinaires exemples de longévité. Nous ne nous arrêterons pas aux fabuleux récits de l'Histoire sainte, puisqu'il est prouvé qu'à l'époque d'Abraham l'année n'avait que trois mois (une saison) ; un homme qui avait vécu cent ans était mort à la fleur de l'âge, et l'on taxait « d'imprudence juvénile » l'homme qui se mariait avant cent vingt ans !

Thalès et Solon, ces prototypes de la sagesse antique, dépassèrent cent ans. Epiménide mourut à cent cinquante-quatre ans. Sophocle était centenaire lorqu'il composa sa trilogie d'*Œdipe*, cet immortel chef-d'œuvre de l'art dramatique. Hippocrate, Démocrite, Théophraste, Plutarque, Galien, Varron, Juvénal, etc., atteignirent ou dépassèrent cent ans.

Au XVIIIe siècle, Fontenelle meurt à cent un ans, Mabillon à cent six ans, Ninon de Lenclos et Marion Delorme meurent centenaires.

En. 1757, mourut à Penrhyn un soldat nommé Jonathan Effingham, auquel des actes authentiques donnaient cent quarante-quatre ans d'âge.

En notre siècle, on signale à tout moment des exemples de longévité exceptionnelle, notamment en Angleterre, où les vieillards dépassant la centaine ne sont pas rares, surtout dans les campagnes. Chacun connaît la vie de Thomas Parr, décédé à cent cinquante-deux ans. W. Thompson a écrit l'histoire de deux paysans anglais, dont les tombeaux sont à Westminster, et qui moururent, l'un à cent soixante-quinze ans, l'autre à cent trente-cinq ans.

« Mourir de vieillesse est une mort rare, a dit Buffon : cent ans, c'est le gros lot de la vie. » Et pourtant l'homme est, sans nul doute, constitué pour vivre plus vieux qu'il ne vit. Le plus souvent, l'homme ne meurt pas, il se tue, selon le mot de Sénèque.

Haller démontrait, dans ses cours, que l'homme était bâti pour vivre cent cinquante ans. Hufeland, l'illustre Allemand qui a écrit la *Macrobiotique*, disait *deux siècles*, en s'appuyant sur le raisonnement suivant, que Buffon affectionnait : Les animaux vivent sept fois

autant qu'ils mettent à acquérir leur complet accroissement. Or, l'homme croît jusqu'à vingt-cinq ans ; donc,
il doit vivre deux cents ans.

Ne comptons pas trop, chers lecteurs, sur ce raisonnement, d'ailleurs scientifiquement peu exact. Cherchons seulement, par la pratique de l'hygiène, à devenir centenaires !

Il n'y a, en effet, qu'un élixir de longue vie : *l'hygiène*, dont tous les préceptes peuvent se résumer dans
l'axiome antique : *uti, non abuti.*

Éviter les climats extrêmes, peu favorables à la longévité ; — fuir les vicissitudes atmosphériques et les
brusques changements météoriques ; — habiter la campagne, mais en évitant les lieux bas et humides; — mener une vie douce, exempte de soucis et d'excès; — fuir
les professions insalubres; — observer un régime sobre,
en se rappelant que « la gueule, comme l'a dit Bran-
tôme, a fait plus de victimes que le glaive » ; — s'abstenir des veilles et des fatigues exagérées ; — suivre les
préceptes de la propreté ; — s'arranger pour avoir l'esprit calme, le cœur gai, la conscience contente et tranquille ; fuir les émotions du jeu et de la politique ; —
se lever avec l'aube et se coucher de bonne heure ; —
respirer un air fréquemment renouvelé ; — s'exposer
le plus possible à la lumière vivifiante du soleil ; —
vivre avec des jeunes gens et des jeunes filles, dont le
parfum de chair fraîche prolonge les jours (Hufeland).

· · · · · · · · · · · · · · · · · · · ·

Voilà, en quelques lignes, le résumé de notre *ordonnance longévitale.* Vous comprenez que, pour la déve-

lopper, il nous faudrait embrasser la matière de tout un traité d'hygiène.

Mais il ne suffit pas de connaître ces lois. Il faut les observer. Rappelez vous toujours ce vieil et malin quatrain du xviie siècle :

> Le médecin Scribat, des suites d'un gros rhume
> Est mort la nuit dernière à l'âge de trente ans ;
> Il est auteur d'un excellent volume
> Intitulé : l'*Art de vivre longtemps.*

HYGIÈNE DES CONVALESCENTS

On a défini la convalescence « un état intermédiaire entre la maladie qui a cessé et la santé qui n'existe pas encore ». Cet état s'annonce par le retour des forces et de la gaîté, de l'appétit et de l'inteliigence. Le retour à la santé s'opère par transitions insensibles, comme toutes les actions vitales en général : peu à peu la fiè e et les symptômes morbides s'effacent, et la nutrition se rétablit, à mesure que se régularise cet échange incessant de molécules, « ce tourbillon continuel » qui constitue la vie. L'économie troublée se répare : l'organisme en ruine se reconstruit peu à peu : être convalescent, c'est rajeunir.

Mais c'est au prix de mille dangers que ce rajeunissement s'opère, et l'opinion générale, qui considère la convalescence comme étant plus dangereuse parfois que la maladie elle-même, n'est point une opinion sans fondement. On peut dire que les convalescents côtoient

sans cesse un précipice, et que l'observation complète
des règles que dictent l'hygiène et la médecine devient pour eux une nécessité aussi absolue que pour les
malades. C'est dans la convalescence surtout que le
médecin doit prêter à la nature, souvent marâtre, l'aide
éclairée de la science, afin de rétablir graduellement
et sans secousse les fonctions fondamentales de la vie.

Observez un convalescent. Il a une physionomie toute
spéciale ; ses yeux brillent d'un éclat particulier, qui
n'est plus l'éclat fébrile, mais qui n'est pas encore celui de la santé ; tout respire sur ses traits l'espoir et le
contentement de soi. Observez plus profondément. Il
est agité, irritable, inquiet, nerveux, incapable d'attention, exigeant et même sybarite ; son sommeil est léger
et souvent interrompu, ses yeux supportent mal l'éclat
des lumières ; son oreille possède une finesse maladive ;
son odorat est d'une fâcheuse susceptibilité ; son goût
est bizarre et toujours troublé, soit qu'il soit éteint en
partie, soit au contraire qu'il soit hyperesthésié. Sa
peau, sèche et presque écailleuse, est des plus sensibles
aux impressions atmosphériques ; ses ongles et ses cheveux tombent, ou poussent au contraire d'une manière
exagérée. Le système musculaire s'atrophie, pendant
que la taille s'accroît et que l'anémie s'accentue.

En même temps, l'appétit et la soif s'exagèrent, et
toutes les puissances digestives se mettent sous les armes, comme le dit joyeusement Brillat-Savarin ; il est
vrai que c'est souvent, dans ce cas, pour aboutir à une
défaite..., c'est-à-dire à l'indigestion. Les sentiments
affectifs et voluptueux se réveillent, et ne tardent pas à

descendre de l'âme au corps: peu à peu les convalescents perdent cet air d'innocence (sur lequel nous n'in-
sisterons pas, après J.-J. Joubert), cet air qui veut
dire que les passions se sont reposées et n'ont pas encore repris leur empire...

Pendant toute la durée de la convalescence, durée
variable selon l'âge du malade, la nature de la maladie, le climat, le mode de traitement, etc., le sujet est
prédisposé aux maladies contagieuses et infectieuses,
auxquelles son économie oppose une moindre résistance ; aux empoisonnements, parce que les organismes
en convalescence absorbent très rapidement les toxiques
et qu'ils réagissent mal contre leur action ; — aux indigestions et aux vomissements (souvent graves et
même funestes), généralement causés par des excès d'a-
liments et de vin ; aux abcès, que l'on peut expliquer
par les troubles de nutrition du tissu cellulaire et
par l'altération profonde du sang, etc. Enfin, on remarque souvent chez les convalescents de l'hébétude,
du délire partiel, qui aboutit parfois à la folie ; la surdité, les troubles de la vision, la perte de la mémoire ou
la faculté de coordination du langage. Les hydropisies
et les paralysies sont aussi des accidents (et non des
moins graves) de la convalescence, ainsi que les syncopes, dont les causes sont multiples, et dont les effets
sont souvent mortels.

Il se passe quelquefois des mois, pendant lesquels le
sujet reste exposé à tous ces dangers, parce qu'il se soit
produit des récidives ou des rechutes, ou que certaines complications graves viennent nécessiter une nou-

velle convalescence. Il y a donc un puissant intérêt à connaître les règles qui doivent présider au traitement des convalescents.

Ce n'est pas par les drogues que ce traitement s'établit : ici comme dans bien des cas, l'hygiène a presque tous les droits.

L'alimentation, d'abord, doit être régulièrement surveillée. Elle devra être progressive comme quantité et comme qualité ; en partant des bouillons maigres et de poulet, on s'élèvera peu à peu aux bouillons de viande, aux potages, aux confitures, au lait, aux œufs frais et peu cuits..... On exigera des repas très légers, mais fréquents (six par jour environ) ; le malade devra mâcher avec soin tous les aliments, et lorsque les forces digestives seront un peu rétablies, l'estomac pourra choisir jusqu'à un certain point les aliments qu'il préférera.

Mais on ne se pliera aux volontés tyranniques de cet organe si *personnel,* qu'autant que ces volontés ne sont pas préjudiciables au convalescent : c'est-à-dire qu'il faudra prendre comme base des aliments réparateurs, le lait (et particulièrement celui de la dernière portion de la traite), le jus de viande crue, les viandes de mouton et de bœuf grillées et peu cuites, les poissons faciles à digérer, les cervelles de jeunes animaux, les confitures, etc. ; tous ces aliments seront mangés avec du pain bien cuit et bien levé.

Les corps gras ont souvent une grande utilité dans l'alimentation des convalescents ; ces matériaux de combustion sont, d'ailleurs, généralement bien supportés par l'organisme, dont les puissances d'assimilation et de rénovation nutritive sont souvent exagérées. L'huile de foie de morue est le type des corps gras ; c'est un aliment formateur par excellence, qui excite la renaissance intime des tissus, principalement parce qu'il représente, sous un volume restreint, un nutriment d'une richesse extrême : c'est ce qui fait de l'huile de foie de morue le remède par excellence à la pauvreté de l'économie, à la misère physiologique. Quand l'huile de morue est mal tolérée (ce qui est rare, en somme), on trouve dans le foie gras des volailles, les huîtres de bonne qualité, le beurre bien frais et additionné de sel marin, etc..., des corps gras de moindre valeur, mais d'une utilité indéniable.

Parmi les médicaments que l'on prescrit dans la convalescence, il faut citer en première ligne les ferrugineux, qui sont des excitants toujours utiles à la régénération du liquide sanguin, mais qui demandent à être adroitement maniés ; les préparations de phosphate de chaux, qui aident à la nutrition du système osseux et sont en même temps de bons modificateurs des tissus nerveux, etc.

On arrivera ainsi à reconstituer la masse sanguine, et, par suite presque tous les phénomènes morbides d'ordre nerveux s'évanouiront : car le sang est le vrai modérateur des nerfs, l'antispasmodique par excellence.

Le convalescent, plus que tout autre individu, a besoin d'aération et de soleil, de promenades et d'exercices en plein air ; c'est pour lui surtout que Vie et

Lumière, selon le mot de l'illustre Buchner, sont deux idées corrélatives.

Mais il ne faut pas oublier que la peau du convalescent est fort sensible, et l'on doit éviter soigneusement pour lui les refroidissements de tout genre, surtout le froid aux pieds, et après les repas. Dans le but de modifier l'état de la peau, on conseillera la gymnastique, les frictions, les massages, les bains et principalement l'hydrothérapie raisonnée et scientifique, qui, en modifiant la circulation capillaire de la peau, aura la plus heureuse influence sur les fonctions de cet important organe, et, par suite, sur la nutrition entière. Enfin ces diverses pratiques auront l'avantage de provoquer et de régulariser le sommeil, « ce baume de la vie. »

Les saisons d'eaux minérales et de bains de mer, lorsqu'elles sont intelligemment conduites, ont également une action manifeste sur la marche et la durée de la convalescence. Elles agissent évidemment par le côté moral, si important dans la cure de toutes les maladies ; elles provoquent la distraction de l'esprit, la consolation de l'âme et font la joie de ces pauvres organismes affaiblis, qui veulent à tout prix changer d'air et quitter le lieu maudit de leurs misères pathologiques. Elles font germer la gaieté dans le cœur des convalescents ; et comme l'a si bien dit notre vieil Ambroise Paré, « les joyeulx guarissent toujours ; et vouloir guarir est portion de la guarison. »

L'AGE CRITIQUE

L'âge critique, contrairement aux croyances vulgaires, n'existe pas chez l'homme; il est propre au beau sexe. On le nomme aussi « âge de retour, » et, plus scientifi-» quement, temps de la ménopause », parce que c'est à cette époque que s'arrête la période génitale de la femme : si la fécondation est possible après cette époque, elle est fort rare, aussi rare que, chez l'homme, la possibi-lité d'être, après soixante-cinq ans, le véritable père de ses enfants. Chez la femme, c'est entre 46 et 50 ans que sonne l'heure de l'âge du retour, pour nos climats, du moins; car dans les pays chauds, où la vie génitale s'é-veille si précoce, l'âge critique arrive entre 30 et 35 ans, parfois avec la trentaine!

Cette période de transition est une période périlleuse et pénible entre toutes dans l'existence du beau sexe, et ce n'est pas à tort qu'on l'a surnommée *l'enfer des fem-mes*. Il n'est point rare, en effet, de voir s'ouvrir, à cette époque, la boîte de Pandore pathologique, et les maux les plus divers assaillir une femme jusqu'alors bien portante. A l'approche de la ménopause, apparaît la malencontreuse obésité, que l'on dirait être le monopole des *agénésiques* : « *Pinguia corpora veneri inepta.* » Puis ce sont des souffrances vagues : douleurs de reins ; sensations de faiblesse ; bouffées de chaleur à la face et à la poitrine, survenant volontiers aux moments des repas. Souvent de la leucorrhée, des hémorroïdes, des digestions très difficiles, des accès d'asthme, des attaques d'hystérie ; un sentiment de brûlure ou de démangeaison, généralisé à toute la surface de la peau ; c'est probablement à ces derniers symptômes que sont dues les habitudes d'ouvrir portes et fenêtres, de dépouiller tout vêtement, habitudes fréquemment observées chez la femme, à l'âge critique. L'estomac est souvent serré et l'anxiété nerveuse et respiratoire très vive. Il se produit des palpitations, des saignements de nez, des hémorragies supplémentaires par divers organes, crachements ou vomissements de sang etc... Parfois, au lieu de la somnolence, qui est la règle, la femme se plaint au contraire d'insomnie invincible, qui contribue à créer chez elle un état général de tristesse et d'irritabilité des plus pénibles.

Le cap de la quarantaine se double rarement sans qu'apparaissent des névralgies, du rhumatisme noueux, des polypes, des maladies de peau, des tumeurs diverses ; parfois, ce sont les plus graves maladies viscérales : chacun sait la fréquence du cancer à l'âge de retour. Il est exceptionnel (mais nous l'avons, toutefois, constaté) que la santé s'améliore à cette époque.

La grâce féminine, pendant ce temps, disparaît peu à peu, et fait place à la force de volonté ; c'est alors qu'apparaissent fréquemment quelques poils au menton ou à la lèvre supérieure : *duvet importun*, comme disent euphémiquement certaines réclames de dépilatoires. On dirait que le proverbe :

« Du côté de la barbe est la toute-puissance »

cherche à se vérifier, puisque (Tilt en fait la remarque topique), c'est à l'âge critique que les femmes tiennent le mieux un salon, et se mêlent, avec une habileté parfois réelle, aux intrigues du monde et de la politique.

S'il est vrai, comme le disait Michelet, que le caractère de la femme se reconnaisse selon l'époque du mois, on doit comprendre combien l'arrêt de la plus importante fonction de la vie féminine (*tota mulier in utero*) peut influer sur les facultés mentales. Les troubles intellectuels sont, en effet, fréquents à l'âge critique. Esquirol et Pinel ont, depuis longtemps, insisté, dans leurs études de la folie, sur les dangers de cette transition « particulièrement, dit Esquirol, pour les femmes qui ont fait du monde et de la coquetterie l'unique occupation de leur vie frivole. »

A l'action perturbatrice de la ménopause sur les fonctions organiques vient, en effet, se mélanger la puissante action morale des souvenirs et des regrets. C'est ainsi que notre éminent maître le professeur Benjamin Ball explique le caractère fantasque et difficile des belles-mères. Il dit qu'elles méritent certainement leur mauvaise réputation : car de 45 à 50 ans, beaucoup de femmes, sans être positivement aliénées, ont un caractère insupportable. « C'est au moment de la ménopause que la femme devient joueuse, ivrogne ou dévote. »

Les troubles intellectuels peuvent parfois se transformer en une véritable folie, nécessitant l'isolement, et sur laquelle le docteur Guimbail insistait récemment dans une remarquable thèse inaugurale. Le délire est ordinairement mélancolique. Le dégoût de la vie, la manie religieuse et les hallucinations érotiques en font généralement la base. Aux idées de Dieu et de diable, se joignent parfois des obsessions diverses, des idées de grandeur, une tendance excessive à l'autorité, le délire des persécutions, la perversion des sentiments affectifs, la folie suicide et la folie amoureuse. La manie de boire ou *dipsomanie* est également fréquente à l'âge critique ; et c'est ordinairement chez les femmes du monde de 40 à 50 ans que l'on rencontre ces cas étranges d'alcoolisme à l'eau de mélisse, à l'alcool de menthe, à l'eau de Cologne même, expliquant en partie la vogue excessive de ces alcools, d'un degré fort élevé.

Que faut-il faire pour enrayer les accidents de la ménopause ? Il faut conseiller à la femme une bonne hygiène, et lui procurer un air sec et pur. On lui fera cesser momentanément les travaux excessifs, les plaisirs et les veilles ; on lui procurera des distractions douces et un exercice modéré et régulier en plein air ; si la chose est possible, on la changera d'atmosphère et de milieu. On lui dira d'éviter l'air froid et l'eau froide ; de fuir la chaleur exagérée et l'air vicié des théâtres et des réunions nombreuses. On proscrira sévèrement chez elle les corsets trop serrés et l'usage, particulièrement nuisible, des chaufferettes. On lui conseillera une grande propreté de la peau, des bains fréquents, des frictions excitantes sur tout le corps. On lui donnera une nourriture simple et peu animalisée, et comme boisson, du bordeaux fortement coupé avec une eau naturelle digestive, ou bien encore de la petite bière. L'afflux du sang au cœur, aux poumons et au cerveau est bien plus à craindre chez les personnes sédentaires qui habitent les villes et sont livrées à la bonne chère, que chez les campagnardes, qui ont une vie active et un régime frugal. On conseillera enfin des vêtements chauds : mais il faudra supprimer la mollesse anti-hygiénique des lits de plume.

Comme médicaments, des sangsues à l'anus ou des ventouses scarifiées à la nuque diminueront les maux de tête et chasseront les vertiges et la somnolence ; les purgations douces et salines, les alcalins, la poudre de soufre ; les sudorifiques (bain de vapeur), l'hydrothérapie prudemment conduite, et les divers agents de la médication calmante (bromures, chloral, haschisch, musc, castoréum, camphre) compléteront enfin l'œuvre de l'hygiène et aideront la nature à sortir de la difficile impasse de la ménopause.

HYGIÈNE DE LA VIEILLESSE

Sanctorius disait de la vieillesse « *vera ægritudo* », *c'est une véritable maladie*. C'est, en effet, une sorte de maladie physiologique. Insensiblement, à partir de l'âge de quarante-cinq ans environ, s'opère la décadence de l'homme. Le fonctionnement organique s'affaiblit, l'assimilation devient moins active ; puis, le cœur se rouille, la peau se sèche, les cheveux blanchissent et tombent, les dents sont expulsées de leurs alvéoles. Vers soixante ans, l'usure des tissus commence à se montrer visiblement ; puis, après dix ou douze ans de *verte* vieillesse, arrive peu à peu la décrépitude, qui précède la fin...

Aujourd'hui que l'alchimie et le charlatanisme ne cherchent plus l'élixir de longue vie, chimérique remède à un état vital irrémédiable, les vieillards chercheront dans l'observation stricte de l'hygiène ce que ne purent trouver toutes les cornues du moyen âge. La vieillesse, aussi fragile que l'enfance, a besoin, comme elle, des

prévenances spéciales et des soins assidus de l'hygiène.
Tout se résumerait, à la rigueur, pour les vieillards,
dans le précepte cicéronien : « Renoncer sans regret à
tout ce qui n'est plus de leur âge. » Mais il faut préciser.

La vieillesse n'a que faire d'un régime alimentaire
spécial. Elle doit avoir pour règle la sobriété, éviter
tout excès de table, et se souvenir que l'indigestion la
guette sans cesse, en cruelle ennemie. Il en est, en effet,
pour le vieillard, des préceptes de la sobriété comme de
ceux de la chasteté : chaque fois qu'il les transgresse,
c'est une pelletée de terre qu'il se jette sur la tête, (pour
employer la rude expression du cardinal Maury).

Les repas seront très réguliers ; celui du soir sera peu
abondant. La nourriture se composera d'aliments légers
et appropriés à l'individualisme de l'estomac. Généralement, des viandes blanches bien tendres, du pain bien
fermenté, bien salé et très cuit, les végétaux digesti-
bles et nourrissants, composeront l'ordinaire du vieillard, à l'exclusion de tout aliment lourd et échauffant.
Le vin, pris avec modération, est vraiment le *lait des
vieillards* ; il stimule leurs forces digestives et leur circulation paresseuse, et empêche ainsi les congestions et
les stases sanguines.

Il faut remarquer, chers lecteurs, que les sympathies
qui relient les organes digestifs au cerveau sont, chez le
vieillard, bien plus étroites, et, par suite, bien plus dangereuses que chez l'adulte. Aussi, non seulement le vieillard fuira l'indigestion, mais il soignera, par la diète et
les moyens médicaux, les indispositions les plus légères
de son tube digestif. Il combattra journellement la

constipation, presque aussi dangereuse pour lui que la rétention d'urine.

Il va sans dire que le traitement de la vieillesse commence avec l'âge mûr. Comme l'a dit François Bacon, les débauches de la jeunesse sont des conjurations contre le vieillard, qui paye cher le soir les folies du matin. Toutefois, les nécessités d'une hygiène modèle, comme celles d'une vie sage s'imposent plus tyranniquement encore à la vieillesse.

C'est dans ce sens qu'on peut dire : Rien de plus mauvais pour un vieillard qu'une jeune femme : *virgo libidinosa senem jugulat*.

L'homme âgé fuira l'isolement et recherchera la société et les distractions compatibles avec l'hygiène. Il vivra dans un air sec et pur; il évitera les courants d'air et les refroidissements, qui donnent naissance à la fluxion de poitrine, l'un des plus redoutables fléaux de la vieillesse.

Une existence régulière, un exercice quotidien peu actif, à l'abri des impressions physiques et morales vives; un travail intellectuel modérément entretenu selon les aptitudes, — voilà des règles d'hygiène applicables aux vieillards.

La nutrition de la peau étant souvent fort diminuée, le vieillard devra par des frictions, par une toilette fréquente et des bains tièdes, augmenter l'activité de son fonctionnement : c'est également la seule manière de prévenir le *prurigo senilis*, dont les démangeaisons insupportables provoquent une insomnie rebelle, capable de compromettre sérieusement la vie.

Les vieillards doivent mener une vie sobre et tranquille, et diminuer, comme l'a excellemment écrit Réveillé-Parise, diminuer l'intensité de leur existence,
s'ils veulent en allonger la durée. Ils fuiront le bruit et
le mouvement; ils rechercheront une température
moyenne. Le froid et la chaleur leur sont, en effet, également défavorables, principalement à cause du peu
d'ampleur des réactions vitales dans l'âge avancé.

Puisque le vieillard est ainsi forcé de garder souvent
la chambre, il devra observer avec soin les règles que
nous avons tracées pour l'habitation. Il séjournera dans
un quartier peu populeux; sa chambre sera exposée au
levant ou au midi, pour que le soleil puisse y faire pénétrer les bienfaits de sa lumière et de sa chaleur.

Le vieillard évitera pour son habitation les étages trop
élevés, ainsi que les rez-de-chaussée humides. Des vêtements en laine lui assureront hiver comme été, la conservation de son calorique et le bon fonctionnement de
sa peau. « C'est surtout par les poumons et par la peau
que nous vieillissons », a dit Bouchardat. C'est donc du
côté de ces organes que doivent se diriger surtout les
préceptes de l'hygiène.

Dans son existence tranquille et régulière, « où le bon
estomac et le mauvais cœur » jouent un rôle primordial,
le vieillard conservera, toutefois, une activité organique
et intellectuelle relative. Il ne s'abandonnera pas trop
aux délices du sommeil, et n'abusera jamais de ce *baume
de la vie*, se rappelant le redoutable proverbe que la Sagesse des nations a suspendu sur sa tête : « Jeunesse
qui veille, vieillesse qui dort, signes de mort. »

LES CALCULS BILIAIRES

« Sur cent maladies, écrivait Boerhaave, il y en a
à peine une où le foie ne soit pas atteint. » Sans insister sur ce que cette assertion peut avoir d'exagéré, dans
nos climats, il faut bien reconnaître la fréquence réelle
de l'affection calculeuse biliaire, souvent méconnue,
surtout par les anciens médecins. C'est à cette affection,
qui atteint de préférence le sexe féminin, et qui souvent
est tenace et grave dans ses conséquences, que notre
éminent confrère le Dr Jules Cyr, consacrait récemment
un traité très original, où se trouvaient résumés les
intéressants résultats de sa longue expérience à cet
égard.

Fréquente surtout de quarante à cinquante ans, l'affection calculeuse du foie est causée par des concrétions
plus ou moins organisées prenant naissance dans les
voies biliaires. Le malade ressent tout d'abord des douleurs d'estomac, qui est gonflé après le repas; les diges-

tions sont lentes, la constipation opiniâtre. Le médecin
croit à la gastralgie, à des « crampes d'estomac » : c'est
déjà la *gravelle* biliaire. Bientôt apparaissent des migraines ; l'appétit se perd, la bouche devient amère ;
des gaz se développent dans l'estomac et l'intestin ; le
malade est sujet à de fréquents vertiges. Bientôt enfin
éclate la crise hépatique. Caractérisée d'abord par une
gêne violente et des douleurs sourdes du côté du foie,
après les repas, cette crise se manifeste bientôt, éclatante,
par une douleur vive, aiguë, atroce, déchirante, survenant ordinairement la nuit, siégeant au niveau des
fausses côtes à droite et s'irradiant dans l'épaule droite
et dans les reins. Le malade est en proie à une vive agitation : il gémit, il éprouve de fréquentes nausées, une
soif ardente : parfois la violence de la douleur amène
chez lui des convulsions et des syncopes. Souvent aussi
il se produit des vomissements ; toujours il y a *absence
de fièvre*. Dès que le calcul s'élimine, la crise cesse, parfois comme par enchantement. La peau du patient prend,
après la crise, une teinte jaune, ses urines une couleur
acajou, ses matières fécales un aspect argileux.

Il peut se manifester dans ce tableau, des complications
graves : troubles du cœur et des poumons, mort subite
par syncope nerveuse, irritation du foie et du péritoine
qui l'entoure, obstruction, ulcération et perforation des
canaux biliaires, sortie du calcul par l'estomac, l'abdomen, et même les bronches.

Mais ordinairement, le calcul s'élimine par l'intestin
et tout rentre dans l'ordre, jusqu'à ce qu'une nouvelle
concrétion vienne à produire de nouvelles coliques. On

conçoit facilement la variabilité du pronostic de la maladie, si l'on songe que le nombre des calculs peut varier d'un à plusieurs centaines, leur volume d'une len-
tille à un œuf ; que leur forme peut être lisse et unie,
ou âpre et anguleuse, et que leur consistance même est
essentiellement différente, selon leur composition chimique.

Quelles sont les causes des calculs biliaires ?... A l'exemple du docteur Cyr, nous les diviserons en deux classes : celles qui modifient la composition de la bile, et
celles qui entravent le cours de cette sécrétion. Parmi
les premières, l'alimentation joue un rôle primordial.
L'illustre Glisson a fait remarquer, il y a longtemps,
que si l'on trouve surtout des calculs biliaires chez les
bœufs et les moutons nés l'hiver, c'est parce qu'ils ont
été longtemps sevrés de fourrages frais, et privés d'exercice. Chez nous, les excès de viande, de corps gras (lard,
huiles), de sucreries ; l'abus des acides et des boissons
fortes provoquent souvent les coliques hépatiques. Mais
c'est principalement une prédisposition héréditaire,
proche parente de l'arthritisme, qui modifie chez certains
sujets la composition de la bile ; c'est pour cela que
les calculs biliaires coïncident fréquemment avec la
goutte, la gravelle, l'eczéma, la sciatique, la migraine,
etc., qui sont (nos lecteurs le savent), les principales
expressions morbides de l'arthritisme.

La composition de la bile peut aussi être modifiée
par la suppression brusque du lait chez les nouvelles
accouchées ; par les dyspepsies prolongées, accompagnées d'un catarrhe de l'estomac et des voies biliaires,

à la faveur duquel certains éléments de la bile se précipitent. Quant aux causes qui peuvent faire stagner le cours de ce liquide, citons : la vie sédentaire, *qui est celle de la plupart des femmes* ; la station assise, avec compression habituelle du foie ; les corsets trop serrés ; la constipation habituelle ; la grossesse ; les coups portés dans la région du foie, etc.

Les causes morales ont, pour la production des calculs biliaires, une importance qu'il serait puéril de nier. Il est certain que les émotions vives, les chagrins profonds, les tracas habituels ont toujours une influence notable sur le foie. Le proverbe : « *se faire de la bile* », est vrai, médicalement parlant. Pour le cas particulier des calculs biliaires, il est facile de comprendre le mode d'action des causes morales. La suractivité nerveuse et cérébrale provoque une grande abondance de *cholestérine,* substance produite par la désassimilation du tissu nerveux et destinée à être éliminée par la bile. La cholestérine forme ordinairement la majeure partie des calculs biliaires. On conçoit alors pourquoi ces calculs succèdent volontiers aux perturbations intellectuelles et morales.

Le traitement de la crise, de la *colique hépatique,* consiste à débarrasser le malade de ses vêtements ; à chauffer la région du foie avec de la flanelle chaude ; à exercer sur cette région des frictions avec le baume tranquille ; à appliquer des sinapismes ou des cataplasmes laudanisés. On peut recourir à l'injection de morphine, si la douleur est intolérable. Autrement, on place le malade dans un grand bain chaud, et on l'y laisse une ou deux heures. Le Dr Cyr conseille avec raison d'exciter les vomissements pour favoriser la migration du calcul.

Le lendemain de la crise, on administre au malade une purgation, pour que le calcul ne séjourne pas dans l'intestin, où il jouerait le rôle obstructionniste d'un corps étranger.

La crise passée, il faut procéder au traitement hygiénique des calculs biliaires. Ils guérissent admirablement par le régime, lorsque le régime est religieusement suivi. On commence par supprimer ou atténuer les causes, si l'on en trouve de palpables. Puis, on conseille des repas peu copieux, espacés et réguliers : car les repas éloignés ralentissent le cours de la bile.

On conseillera un pain très cuit, sans mie, peu de graisses, peu de viandes et d'aliments azotés ; abstinence d'œufs (aliment riche en cholestérine), de cervelles et de sang cuit ou boudin (pour les mêmes raisons). Les viandes seront mangées rôties et bouillies. Le malade s'abstiendra des ragoûts, des sauces compliquées, des épices, des condiments acides. Il mangera épinards, laitue, chicorée, artichauts, carottes, cressons, céleri, salades, endives. Il évitera asperges, haricots, lentilles, pois, truffes, champignons, tomates, oseille ; poissons de mer, crustacés, coquillages, fromages avancés. Les herbes et légumes frais que nous venons de citer renferment des sels alcalins ; c'est pour cela qu'ils sont très utiles, de même que les pommes de terre en purée, les radis, choux, choux-fleurs, les fruits acidulés (oranges, fraises, raisins). Le malade évitera les fruits secs et huileux (noix, olives). Comme boissons, il s'abstiendra de vin pur, de liqueurs, de boissons sucrées et mousseuses, d'eaux trop gazeuses; il boira du vin blanc largement coupé d'eau de Vals ; du café et du thé légers. La liberté du ventre sera entretenue, en prenant tous les deux jours au réveil, une ou deux cuillerées à café de sel de Seignette dans un bol de *suc d'herbes* (laitue, chicorée, pissenlit, fumeterre, chiendent). Si la constipation est opiniâtre, il faudra recourir aux lavements froids et aux divers purgatifs qui agissent sur le foie et accélèrent le cours de la bile (rhubarbe, calomel, podophyllin).

Le malade qui a souffert de coliques hépatiques doit fuir surtout la vie sédentaire, et se livrer à un exercice modéré, évitant soigneusement le surmenage et les refroidissements. L'escrime (en tirant des deux bras successivement) et l'équitation par les mouvements abdominaux particuliers qu'elle détermine, sont les meilleurs exercices à recommander. Tous les deux jours, le malade prendra un bain alqalin suivi d'une longue friction et d'un massage local pratiqué avec intelligence et régularité.

Parmi les agents capables de désagréger les calculs et de les dissoudre, outre les sels alcalins de potasse et de soude, la médecine possède dans l'éther, la térébenthine et *surtout le chloroforme*, des médicaments très utiles et vraiment curatifs. Parmi les saisons d'eaux les plus recommandables, Vichy est, de beaucoup, celle qu'il faut conseiller de préférence aux calculeux hépatiques. On combinera avec la cure interne l'action de l'hydrothérapie, tonique et stimulante en général, et spécifique, lorsque la douche en lance est dirigée sur la région du foie.

LA MUSIQUE ET LA SANTÉ

Les musiques militaires jouent dans les parcs, squares et jardins publics de Paris. De plus, par ordre du général commandant la place, la musique d'un des régiments de la garnison se rend, un jour de la semaine, de trois à quatre heures, dans les hôpitaux militaires de Paris (Gros-Caillou, Val-de-Grâce et Saint-Martin), pour y jouer devant les malades. C'est à la demande du conseil de santé militaire que ces auditions ont lieu; elles ont, paraît-il, la plus heureuse influence sur la guérison des militaires malades, dont elles hâtent la convalescence.

L'administration de la ville devrait bien (comme il en est question) payer une subvention au ministre de la guerre pour avoir droit également, dans ses hôpitaux et hospices, aux bénéfices thérapeutiques de la musique militaire. Non seulement, en effet, la musique est une puissante distraction, qui émeut le cœur et endort l'esprit : elle est un modificateur énergique de l'organisme, sur lequel elle agit par l'intermédiaire du système nerveux.

Chez le malade et le convalescent, la passion pour la musique est très vive. Il faut voir, lorsqu'une musique militaire ou une fanfare civile passent auprès d'un hôpital, les malades se mettre aux fenêtres des salles et se suspendre aux grilles des cours ! Il faut voir aussi la joie exubérante des idiots, des paralysés, des gâteux et des épileptiques, à l'audition des brillants concerts que l'Assistance publique (par une touchante initiative) organise périodiquement à Bicêtre et à la Salpêtrière !

La musique calme la douleur physique, harmonise les douleurs morales, engourdit les préoccupations des blessés et des vaincus de la vie : elle sait bannir de leur cœur l'ennui, ce frère de la douleur. On dit populairement qu'elle adoucit les mœurs. Il est plus juste de dire qu'elle les épure, en ce sens qu'elle empêche de rechercher dans les excitations dangereuses les jouissances physiques ou les satisfactions morales indispensables à notre humaine nature. S'il est bien exact (comme nous l'affirme Ovide) que la musique

Emollit mores, nec sinit esse feros,

on devrait l'introduire largement dans les programmes des lycées, où elle serait un utile auxiliaire.

Puisque nous sommes sur les souvenirs classiques, mentionnons la haute estime que les Grecs et les Romains professaient pour les musiciens et pour la musique. Les anciens reconnaissaient à l'art musical une puissance presque divine. Sans remonter aux légendes si poétiques d'Orphée, d'Amphion, de Chiron, de David et Saül, etc., rappelons un passage d'Homère où les médecins prescrivent à Ulysse la musique, pour le guérir d'accidents nerveux causés par la morsure d'un sanglier : la musique aussitôt rétablit chez le héros calme et sérénité. Asclépiade recommandait ce facile traitement contre les *frénésies* en général, et notre grand Pinel a reconnu expressément la justesse de cette recommandation, que Récamier oubliait rarement dans ses ordonnances.

Albrecht, duc de Bavière, ne soulageait ses douleurs de goutte que par une musique expressive et mélodique ; le docteur Gessner cite le cas d'un Italien, dont la névralgie sciatique se calmait seulement sous l'impression d'une musique dansante et précipitée.

Nous pourrions rapporter ici des milliers d'observations plus ou moins scientifiques concernant l'influence de la musique sur la santé. Mais nous devons dire que c'est surtout dans les maladies mentales et nerveuses, le délire furieux, la mélancolie, l'hystérie, la léthargie, l'insomnie des aliénés, la monomanie religieuse, etc... que nous voyons, depuis l'antiquité jusqu'à nos jours, la musique appliquée à la médecine. En changeant le mode musical, on peut guérir tour à tour les fous excités, furieux, et les fous déprimés, mélancoliques. C'est ce qui se fait couramment et avec succès, dans certains asiles du Nouveau-Monde. On applique à la cure du délire furieux une musique douce et languissante, et,

aux affections morales tristes, les accents d'une fanfare gaie et animée...

Nous coudoyons sans cesse des exemples de cette
puissante action de la musique. Les mères et les nourrices calment leurs bébés par des chansons. Les femmes
nerveuses laissent souvent dans un concert leurs migraines et leurs vapeurs. Certaines personnes ne peuvent digérer qu'en musique. Voltaire était du nombre,
ainsi que le docteur Véron : tel était le secret de l'assiduité de ce dernier à l'Opéra.

La musique ébranle le système nerveux, et secondairement influe sur le cœur, puis sur la circulation, dont
elle modifie l'allure, en l'accélérant ou la ralentissant,
en la régularisant ou la troublant, selon le rhythme,
le ton ou le mode. Cette action organique de la musique
éclate principalement chez les femmes et chez les personnes nerveuses et maladives, ainsi que chez les convalescents, dont le sang n'est point assez riche pour
imposer silence aux nerfs. Les effets de la musique sur
le système nerveux sont parfois extraordinaires : c'est,
comme l'a si bien dit Balzac, une autre vie dans la vie.
Dans l'armée suisse, on défendit autrefois, sous peine
de mort, le chant du *ranz des vaches*, parce qu'il exci-
tait les soldats à la nostalgie de leurs montagnes et de
leurs troupeaux, ce qui amenait de fréquentes désertions.

Ce n'est pas seulement sur les passions morales et
sur la vie affective que la musique exerce son tyranni-
que empire. Elle impressionne même le mouvement et
la tonicité générale, dans l'économie humaine. Chacun
sait que les robustes prolétaires, les mariniers, les serfs

de la voie ferrée, etc., soutiennent par les rhythmes des chants populaires les travaux violents qu'ils s'efforcent d'accomplir. Le maréchal de Saxe observait que les troupes en marche fatiguaient bien moins au son de la musique que lorsqu'elles marchaient en silence. Et la différence serait ici bien plus notable encore, si la musique militaire, au lieu de jouer la sublime *Marseillaise,* se mettait à entonner les strophes dolentes de la *Grâce de Dieu !*

Tous les jours, nous voyons des jeunes filles chloro-anémiques, incapables de faire dix pas sans palpitations de cœur, danser toute une nuit sans fatigue, au son des orchestres de nos soirées mondaines...

Ce qui prouve que l'action de la musique est bien dûment une action physique, c'est que presque tous les représentants de l'échelle animale sont sensibles à ses accents. Chacun connaît l'histoire de l'araignée de Grétry, qui descendait sur le clavecin du compositeur, dès que ce dernier y posait les doigts.

L'abus des sensations musicales produit, sur certains organismes frêles et impressionnables, une exaltation nerveuse des plus intenses : chez ces sujets, la face se colore, les yeux brillent d'un vif éclat, la respiration s'entrecoupe de soupirs ; une vibration voluptueuse générale, accompagnée d'agitation spasmodique, de crampes à l'estomac et à la gorge, de frissons à la nuque, se manifeste sous l'influence perturbatrice des accords musicaux. L'accès (car c'est un véritable accès, une sorte de miniature de l'attaque de nerfs) l'accès se termine par des larmes et laiss> après lui un état de fatigue inexprimable, à la fois convulsif et vertigineux.

On conçoit que des sensations nerveuses aussi profondes finissent par ébranler à la longue les centres cérébro-spinaux ; elles aiguisent graduellement des affinités pathologiques d'abord peu marquées ; elle mènent finalement à l'épilepsie, à l'hystérie, à la mélancolie et à l'aliénation mentale. Que de musiciens ont fini leurs tristes jours dans des cabanons de fous !

Il ne faut donc pas, sans nécessité, s'exposer aux dangers de l'abus musical. Il faut, chez ceux dont le système du grand-sympathique est facile à troubler, restreindre les auditions de certaines symphonies et combinaisons harmoniques compliquées, qui excitent les sujets prédisposés aux névroses et détraquent leur système nerveux. Il faut avoir toujours présente à l'esprit l'histoire de la Malibran, rapportée par un témoin, notre distingué confrère le docteur Verrier: entendant pour la première fois, au Conservatoire, la *Symphonie en ut mineur*, de Beethoven, la Malibran fut prise de convulsions telles qu'il fallut l'emporter hors de la salle.

Chacun sait que le *mode majeur* est gai et le *mode mineur* sombre, en général. Mais, au point de vue de l'hygiène (qui seul nous occupe dans ces propos) méfions-nous de la symphonie: elle mène à la névrose musicale et aux attaques hystériformes. Plus la musique sera simple et d'une orchestration élémentaire, plus on la comprendra facilement et sans fatigue ; plus elle sera favorable à la santé et compatible avec l'équilibre du système nerveux, qui tient véritablement les rênes de l'organisme animal.

LE CORSET

De combien de maux n'a-t-on pas accusé le pauvre corset ! D'après une vieille tradition, il aurait été inventé par un boucher du treizième siècle, qui voulait punir sa femme de sa loquacité immodérée : une fois comprimée dans cet appareil, elle se tint tranquille. Mais la mode revendiqua bientôt comme un accessoire de beauté ce qui n'avait été d'abord qu'un engin de torture.

Le corset moderne, et surtout le corset contemporain n'ont (hâtons-nous de le dire) qu'une analogie très éloignée avec l'ancien corset, ce *carcere duro* de la femme, contre lequel l'empereur Joseph II s'était vu obligé de promulguer un édit sévère de proscription. Dans l'antiquité reculée, les femmes se contentaient de bandelettes mammaires. Aussi, voyons-nous, par les images que nous ont transmises les artistes, combien les femmes des Hébreux, des Indous et des Grecs, étaient plus

fortes et moins cambrées comme taille. Il suffit de comparer la Vénus de Milo et la *Venere di Medici* pour être
édifié à cet égard.

L'ancien corsage baleiné, cette cuirasse rigide comme
un étau, où l'on garrottait, où l'on cadenassait autrefois les poitrines féminines, gênait extrêmement la respiration, comprimait le diaphragme, refoulait le foie et
les intestins, amenait des palpitations, des suffocations,
des anxiétés, des syncopes, des hernies, des déplace-
ments de l'estomac et de l'utérus, et bien d'autres accidents morbides plus ou moins graves. Les médecins
de l'ancien temps (le célèbre Riolan et l'illustre Wins-
low, entre autres), perdirent leur temps à protester, au
nom de l'hygiène, contre la mode. C'est du reste, ce que
nous, comtemporains, faisons également pour d'autres
questions : par exemple, les injures quotidiennes des
hygiénistes ont-elles déboulonné le chapeau *haut de
forme*?

Le corset contemporain est rationnellement conçu. Il
suit les contours du buste, il obéit aux formes naturelles qu'il protège, tout en reproduisant leurs saillies et
dépressions. Perfectionné, petit, léger, souple, mince,
le corset actuel, lorsqu'il est bien adapté, est *peut-être*
plutôt bon que mauvais. Mais il faut qu'il n'exerce ni
compression ni constriction. Les seins volumineux,
comme le dit excellemment le professeur Arnould (de
Lille), les seins volumineux ont le droit d'être soutenus :
mais il ne faut pas croire que ce soit une beauté que de
les avoir sous le menton, rassemblés de vive force sur
la ligne médiane, puisque naturellement ils tendent plu-

tôt à diverger sous les aisselles... Tirer les mamelles en
dedans et les repousser en haut, est aussi propre à constituer les mamelles pendantes, que de les abandonner
à leur propre poids : mais c'est bien plus dangereux,
— parce que le tiraillement joint à la compression
dispose à l'atrophie. Voilà une des raisons pour lesquelles les femmes des classes riches, lorsqu'elles veulent allaiter leurs enfants, n'en ont pas les moyens.

Aujourd'hui donc, aux buses inextensibles et dangereux de nos grand'mères, la toute-puissante mode, enfin
d'accord avec l'hygiène, a substitué un corset rationnel.
Mais celui-ci est rarement à l'abri de tout reproche.
Souvent trop petit et mal ajusté, il gêne la digestion et
la respiration. Contemplez dans un dîner cette puissante dame qui cherche à supprimer par un corset le
ventre disgracieux de la quarantaine. Elle suffoque, elle
fait des inspirations précipitées et bruyantes; son visage, où viennent se peindre alternativement la pâleur
et la rougeur, suit avec anxiété le moment où l'on se
lèvera de table, et où elle pourra chercher

Un endroit écarté
Où de *se délacer* elle ait la liberté!

Un auteur anglais, Duckworth, dit qu'il connaît des
femmes qui n'ont que la nuit pour respirer à l'aise, et
que « le corset met la femme toujours hors d'état de
prendre un exercice salutaire. »

Hygiéniquement, le corset ne doit être qu'une ceinture de soutien, lâche et ne refoulant rien, ne montant
pas jusqu'aux aisselles, et ne descendant pas jusqu'aux

hanches, mais prenant seulement point d'appui sur l'a-
grafe des jupes.

Le corset cuirasse est absolument inutile pour former la taille; et ce n'est que par une étrange aberration du goût que les hommes lui prêtent une action
gracieuse sur les formes féminines. *Le corset n'est utile
que pour soutenir les seins.* Il ne doit pas emmailloter
la poitrine ; il doit être lacé *de haut en bas*, lâche-
ment d'abord, puis d'une manière médiocrement serrée.

Avant la puberté, le corset est inutile : il ne peut que
troubler la croissance. Il est vraiment pitoyable de voir
de toutes jeunes filles dont un long corset soutient un
abdomen absent et des mamelles imaginaires. Pendant
la grossesse, à la suite des couches et pendant la lactation, le corsage doit être sinon supprimé, du moins
modifié dans sa forme. Chez toutes les femmes un peu
fortes, nous conseillons volontiers des corsets courts et
larges, avec une ceinture abdominale élastique séparée
du corset. Cette ceinture est *fort utile à la marche*,
cet indispensable moyen curatif de l'obésité...

L'HYGIÈNE AU PRINTEMPS

Le mouvement de réveil de la nature et de répullula-
tion vitale qui s'opère pendant les mois de germinal,
floréal et prairial, se caractérise, au point de vue de l'hygiène, par une excitation plus ou moins vive de notre
machine organique. Cette excitation provient surtout
des modifications qui s'opèrent dans la composition de
l'air atmosphérique. Rafraîchi, renouvelé, vivifié par
l'oxygène que lui déverse la végétation naissante, l'air
du printemps excite en nous une respiration plus rapide et plus complète ; le conflit entre l'oxygène et le
globule rouge du sang, conflit d'où provient (on le sait)
toute la vie animale, s'effectue plus parfait. Comme
conséquences, l'énergie de la circulation augmente, la
digestion se facilite, l'assimilation s'active, le corps est
plus vigoureux ; le moral, qui n'est que le physique retourné, se met au diapason de l'organisme : l'intelli-

13

gence est augmentée, l'esprit devient plus léger et plus vif.

Ces modifications, que tous nos lecteurs ont ressenties, sont surtout évidentes lorsque le printemps est sec, et lorsque les larmes du ciel (comme disent les poètes) n'accompagnent pas en trop grand nombre les premiers sourires de la nature renaissante.

L'excitation générale que le printemps produit sur nos organes prédispose aux hémorrhagies, saignements de nez, crachements de sang, congestions aux poumons et au cerveau, à cause de l'activité imprimée par la saison aux organes circulatoires. C'est pour cette raison également que le printemps est singulièrement funeste aux personnes qui souffrent de maladies chroniques, aux poitrinaires par exemple. Les souffrances de ces malades s'exaspèrent et se compliquent pendant le printemps, qui est un véritable coup de fouet pour tous les actes morbides. Le printemps est, d'ailleurs, la saison par excellence des fluxions de poitrine, et c'est surtout de cette complication inflammatoire que meurent à ce moment les phtisiques ; des lésions aiguës se greffent sur un état chronique plus ou moins avancé ; voilà la raison principale pour laquelle le maximum de mortalité par phtisie s'établit au printemps, à l'inverse de ce qu'ont chanté les lugubres poètes de la chute des feuilles.

A propos des poètes, il faut bien dire que si le printemps fait leur joie, il n'en est pas de même pour le commun des mortels. Point de saison plus perfide au point de vue des maladies, à cause des variations sou-

daines de température et des vicissitudes météoriques
qui la caractérisent ! Il y a parfois un écart de dix degrés centigrades entre la température de l'air extérieur
et celle de nos habitations. De plus, les soirées sont
très fraîches et les nuits souvent remplies de gelées blanches. Aussi ne faut-il pas se laisser tromper par les
premières chaleurs, ni se dévêtir de ses habillements
d'hiver. Le vieux proverbe : « En avril, n'ôte pas un
fil » est très vrai : il faut le suivre ; ne point quitter
son pardessus, se tenir les pieds chauds, surtout le soir ;
on évitera ainsi la suppression brusque par le froid de
la transpiration cutanée, qu'ont ramenée les premières
tiédeurs de germinal. Conserver ses vêtements d'hiver,
voilà le plus sûr moyen pour fermer les portes de l'organisme au coryza, aux rhumes et aux angines, qui ne
guettent que l'occasion pour entrer chez nous à cette
époque de l'année.

Il faut également craindre l'action du soleil, à
laquelle la peau n'est plus accoutumée.

Les « coups de soleil » au visage et les migraines les
plus pénibles résultent souvent de l'exposition impru-
dente de la tête nue aux premiers rayons solaires.

De même, les démangeaisons de la peau de la face,
et son exfoliation farineuse proviennent souvent de
cette cause, chez les personnes dont la peau est fine
et la constitution prédisposée aux maladies dartreuses.
Ces poussées légères à la peau s'accompagnent parfois
d'embarras gastrique et de dégoût des aliments, nécessitant l'administration d'un vomitif ou d'un purgatif salin.

Autrefois, le printemps était la saison où l'on allait présenter, chez le chirurgien, un bras à la saignée. Aujourd'hui, la mode médicale est moins sanguinaire, mais tout aussi exagérée. Il est absolument inutile et souvent nuisible, de se purger systématiquement au printemps. Le régime alimentaire naturel que dicte l'hygiène doit seul être observé. On s'abstiendra de la nourriture exagérée et excitante de la saison froide, pour se mettre à une alimentation légère et douce. On délaissera les viandes fortes, la charcuterie, les graisses, les épices et le vin pur de l'hiver, pour recourir aux viandes blanches, aux poissons frais et légers, aux légumes verts et au laitage. Enfin le vin sera largement coupé avec une eau minérale naturelle du groupe des eaux alcalines faibles.

*
* *

On connaît la réponse d'Erasme, auquel quelqu'un reprochait de ne pas observer dévotement le carême : « Mon cœur est catholique, mais mon estomac est luthérien. » Il est certain que les estomacs de nos lecteurs sont un peu tous dans ce cas, et qu'on les verrait *protestant* sérieusement, s'il leur fallait subir toutes les rigueurs que l'Eglise ancienne recommandait, dans cette époque d'abstinence et de jeûne. Toutefois, rien ne saurait nous empêcher de penser et d'écrire (au point de vue seul de l'hygiène, bien entendu) : le jeûne, le carême ont du bon.

Ces pratiques sont bien nettement orientales et par
leur origine, et par leur allure : elles dérivent de la triple action du climat, du manque d'appétit, et de la su-
perstition religieuse. Dans les pays chauds, où la sobriété
et le « *végétarianisme* » sont surtout en honneur, il est
très important de débarrasser de temps à autre (par une
diète *agréable à Dieu*) le tube digestif, et surtout *le
foie*, du travail excessif et dangereux qu'imposerait à
ces organes une alimentation trop abondante et trop
animalisée.

Eh bien! chez nous, les pratiques du carême ont, incontestablement, une utilité analogue, à l'époque où se
réveille ardente la chaleur solaire, et où la luminosité et
l'oxygénation atmosphérique déterminée par la pousse
végétale, sont à leur comble. Il ne s'agit évidemment
pas ici de *gras* et de *maigre*. On peut composer un menu
maigre absolument nuisible et anti-hygiénique. L'observation du maigre n'a de raison d'être qu'avec la sobriété
comme condition principale.

Le rajeunissement de l'année a bien certainement une
action très excitante sur notre économie. Le printemps
accélère notre mouvement nutritif, ce « tourbillon vital » dont parlait Cuvier : il donne un coup de fouet à
toutes nos forces organiques : chacun sait que le *maximum* des conceptions est en avril, mai, juin, ce qui re-
porte en janvier, février, mars, les *maxima* des naissances. En avril le sang est, comme on dit vulgairement,
en mouvement : et il y a du vrai dans cette expression,
si l'on songe à la facilité des congestions et des hémorragies, pendant cette époque. L'appétit faiblit, et l'esto-

mac réclame peu de nourriture. Un régime tempéré, plutôt végétal, abaissera l'exaltation circulatoire, aura sur l'organisme une action rafraîchissante et laxative, et éloignera ainsi les dangers de congestions, d'hémorragies et d'inflammations, qu'entraîne si souvent avec elle la saison du renouveau.

Des viandes blanches, tendres et jeunes, en petite quantité; du pain très cuit, des légumes frais et verts; des fruits, du fromage non fermenté, l'abstinence de plats assaisonnés et de corps gras (sauf le beurre frais), tel est, brièvement, le régime alimentaire d'avril, capable de dépurer le liquide sanguin et d'arracher à cette « chair coulante » une partie des riches matériaux dont l'hiver vient de le gorger. Les poissons frais, en petite quantité, constituent également un aliment très approprié à la saison printanière. Quant au poisson salé c'est, en cette saison, un anachronisme, un solécisme hygiénique.

A ce propos, le docteur E. Bertherand (d'Alger) vient de jeter récemment un cri d'alarme, qui a déjà profondément retenti. La morue, dont chacun sait l'énorme consommation; la morue, ce précieux aliment du carême; la morue se meurt...; non : la morue est malade, la morue est avariée. Elle aussi *s'est payé* son petit parasite : le cryptogame de la morue salée apparaît sous forme de taches rougeâtres. Il est capable de causer des accidents sérieux (une espèce de miniature du choléra, si l'on peut dire); mais jusqu'ici il n'a jamais causé la mort. L'altération dont nous parlons tient vraisemblablement à la mauvaise qualité de la saumure, qui favorise la putré-

faction du poisson et en altère rapidement la chair, surtout quand celle-ci a été insuffisamment desséchée.

Après avoir payé ce juste tribut de larmes à la morue,
revenons au printemps, dont elle est une hirondelle,
comme dirait M. Prudhomme. Le printemps est une saison éminemment saine, pour celui qui, suivant l'hygiène
alimentaire précédente, vit dans la sobriété et coupe
largement son vin d'eau. De plus, il faut se méfier comme
de la peste des transitions brusques de température et
des vicissitudes météoriques, si spéciales à la saison :

> Notre ciel est pleureur, et le Printemps de France,
> Frileux comme l'Hiver, s'assoit près des tisons.

Le froid humide de cette époque est capable d'attirer
sur nous des rhumes, courbatures, angines, névralgies,
etc., qui nous empêchent absolument de prendre en rose
la jeunesse de l'année. C'est souvent à la campagne,
croyons-nous, que l'on va chercher les maladies précédentes. En avril, les promenades hors Paris sont à dé-
conseiller, au point de vue de l'hygiène : la terre des
champs est encore froide; les vents sont changeants, la
rosée est abondante et les journées sont courtes. Il est
bien difficile de ne pas trouver, dans l'une de ces conditions que nous énumérons, une occasion au moins de
s'enrhumer.

Au printemps, la *constitution médicale* est catarrhale :
ce qui explique la grande mortalité, surtout parmi les
phtisiques et les vieillards : voyez la statistique municipale hebdomadaire et les mouvements des hôpitaux!
De plus, avril est un mois traître et perfide. Une chaleur

parfois inusitée, nous invite à quitter l'habit de l'hiver. Nous offrons ainsi aux vicissitudes atmosphériques nos corps désarmés. La transpiration se supprime, et la porte est ouverte à tous les maux que contient la boîte de Pandore pathologique. Voilà pourquoi avril, chanté des poètes, pourrait être aussi chanté des médecins : ce mois remplit leurs escarcelles, et vient gonfler le total des honoraires de l'année.

Les maladies du printemps sont : la rougeole, la coqueluche et l'affreuse diphtérie; la bronchite, la pneumonie et le rhumatisme articulaire. Ce dernier débute fréquemment par des douleurs des côtes et des reins, parfois par une angine. Chez les jeunes gens, l'angine saisonnière (qui devient très rare à l'âge adulte et exceptionnelle dans la vieillesse), l'angine succède souvent à un coup de soleil ou à un courant d'air froid. Il survient alors soit un abcès de l'amygdale, très sujet à récidives, soit une éruption herpétique dans la gorge : l'herpès amygdalien débute fréquemment par de la fièvre et des douleurs névralgiques autour du cou.

Toutes les maladies qui tiennent à l'herpétisme sont, d'ailleurs, réveillées avec le bourgeonnement des feuilles. Au printemps, fermente la sève des maladies eczémateuses, goutteuses, et diathésiques en général. Les sujets prédisposés feront donc bien surtout de suivre nos conseils, et de ne point s'écarter de la sobriété et du régime végétal, nécessaires au printemps. Les herpétiques éviteront surtout soigneusement tous les stimulants, l'abus du café, les plats épicés, les sauces savantes, les champignons, truffes, coquillages, viandes fortes, pâtés, ho-

mards, crustacés, poissons de mer, saucisses et charcuterie, corps gras, etc. Ils mangeront des légumes verts
et des viandes blanches bien cuites; ils boiront des vins
blancs légers très étendus, ou mieux de la petite bière.
Ils se lèveront tôt, marcheront le matin, aéreront avec
soin leurs appartements, vivront le plus possible en
plein air. Ils ajouteront à cette excellente hygiène le
travail manuel, l'hydrothérapie, et les ablutions froides
fréquemment répétées...

L'HYGIÈNE DE L'ÉTÉ

L'été est une excellente saison pour les gens faibles infirmes, délicats ; pour la convalescence en général et surtout pour la vieillesse. Mais la saison chaude est féconde en troubles digestifs : c'est pour cela qu'elle est funeste à l'enfance, dont les organes gastro-intestinaux sont si sensibles, et qui paie chaque été si malheureusement un tribut annuel des plus lourds à la diarrhée cholériforme.

C'est sous l'influence des entraves apportées à la transpiration, du refroidissement de l'abdomen, de l'abus des fruits et des boissons aqueuses, que se préparent et s'installent les dérangements intestinaux, si fréquents en été. Il faut, en outre, compter avec les états bilieux : sous l'influence de la chaleur, les fonctions du foie s'exagèrent, et sa sécrétion est stimulée singulièrement. C'est dans ce sens que l'on a dit que les mois chauds sont des mois où « il pleut de la bile » à Paris, et que « le foie est le poumon des pays chauds ».

Malgré cela, l'été est certainement, chez nous, la saison qui engendre le moins de maladies : il est probable que le fonctionnement actif de la peau joue un grand rôle dans l'éloignement des causes morbides en général. Aussi devons-nous nous appliquer à favoriser ces fonctions plutôt qu'à les restreindre : prendre des bains et déterger le tégument externe ; nous rappeler, en un mot, que l'eau est à la peau ce que l'air est aux poumons ; que la peau est le plus important de tous nos tissus et constitue, selon le mot de Currie, la véritable soupape de sûreté de la machine animale.

Nous devons également éviter en été tout ce qui peut irriter le fonctionnement des organes digestifs : au lieu de rechercher, comme en hiver, les viandes noires, les aliments de haut goût et les boissons légèrement excitantes, recourir aux végétaux frais, aux viandes blanches, aux boissons aqueuses et acidules, et éviter l'ingestion des boissons froides en dehors des repas et l'impression du froid sur le ventre pendant le travail de la digestion.

L'été entraîne avec lui quelques inconvénients : les puces, les punaises, les guêpes, les mouches et les cousins font cruellement sentir à l'homme le réveil de leur vitalité : l'homme n'a pas trop de tous les parasiticides commerciaux et autres pour protester contre leurs ennuyeuses attaques, et chacun se défend comme il peut, avec la poudre de pyrèthre, la décoction de quassia-amara, etc., ou panse ses piqûres avec l'alcool et l'ammoniaque. La lumière et la chaleur intenses du soleil détermine sur la peau de nos blondes lectrices d'horribles éphélides ou taches de rousseur, que l'art médical (*horresco referens !*) est parfois impuissant à faire disparaître! Mais, que sont ces légères incommodités pour les heureux du monde qui peuvent aller respirer l'air des champs et orner de leur présence les stations hydro-minérales et les bains de mer ?

L'érythème solaire (*vulgo* coup de soleil) et la congestion pulmonaire *a calore* (*vulgo* coup de chaleur) sont des accidents plus graves de l'été, et qui dépendent plutôt de la médecine que de l'hygiène proprement dite. Enfin, il est une autre maladie saisonnière véritablement grave, et désignée en médecine sous le nom d'*insolation*.

« Insolation » est un terme souverainement impropre, puisque le soldat, sous la tente, *pendant la nuit*, est fréquemment atteint des symptômes de cette maladie. Quand l'air est chaud, saturé d'humidité, quand l'atmosphère est calme, quand il y a rapprochement intime de divers individus, dans les foules, les revues, les courses, les théâtres, etc., alors, par une sorte de raréfaction de l'air dilaté, par une diminution de son oxygène, se produit l'insolation. Bien des fois elle fut meurtrière aux revues de Longchamps, alors que le soleil se cachait sous une cuirasse d'épais nuages.

Le sujet est soudain en proie à des vertiges, à un mal de tête pesant ; il a des nausées, parfois même des vomissements. Puis, il tombe. Sa face est très pâle ; son pouls bat violemment, sa respiration est anxieuse et difficile ; il râle, son cerveau est en proie au délire et ses membres sont agités de convulsions, « ce délire des muscles ». A ce tableau succède une raideur tétanique, puis la mort...

Quand l'insolation guérit, elle laisse souvent après elle la démence, la perte de mémoire, l'épilepsie, la cécité, et pour toujours une singulière susceptibilité à la chaleur et surtout au soleil.

Quand l'insolation n'a pas porté un coup rapide et mortel aux poumons, au cœur et au cerveau, « au trépied vital », comme disait Bichat, *il faut agir vivement.* Soustraire le malade à la chaleur, supprimer ses vêtements, faire à l'extérieur des affusions froides, pratiquer la respiration artificielle et l'insufflation de l'air dans les voies respiratoires ; donner à l'intérieur des excitants, des purgatifs énergiques, du sulfate de quinine à haute dose : telles sont les principales indications curatives. On pourra aussi essayer, sans danger, à l'intérieur, l'administration de vingt gouttes d'alcoolature d'aconit dans du sirop de fleurs d'oranger, préconisée récemment par notre vénéré collègue, le docteur Barbier (d'Alger).

BAIN FROID — BAIN DE MER

Dans l'acception scientifique absolue, un bain froid est un bain de 0° à 25° centigrades. Mais en hygiène, on l'envisage autrement, et ses limites sont comprises seulement entre 15° et 20°.

Le bain froid est connu de toute antiquité, et les peuples anciens tenaient cette pratique en bien plus grand honneur que les modernes. L'eau froide était pour eux un élément inappréciable, et toutes les religions un peu sérieuses ont cru devoir la poétiser par les pratiques variables du baptême et des ablutions saintes.

Pour prendre un bain froid selon l'hygiène, il faut se plonger dans l'eau brusquement, d'un seul coup; y rester quinze à vingt minutes si l'on nage, sept ou huit si l'on ne sait pas nager; se retirer immédiatement de l'eau, dès qu'on sent des frissonnements ou des picotements à la peau. Quand le corps est baigné de sueur, il ne faut pas attendre l'évaporation de celle-ci, qui refroidirait inévitablement le tégument externe; il faut, sans hésiter, se jeter au bain.

En entrant dans un bain froid, la peau pâlit et frissonne, la respiration est haletante et entrecoupée; l'organisme tout entier semble en proie à une sorte d'état spasmodique général. Puis (surtout si l'on se remue et si le liquide est agité), la réaction rapidement s'opère, la peau rougit et l'économie est bientôt dans un état indéfinissable de bien-être. L'exercice musculaire au sortir du bain froid accentue cet état de réaction organique.

Il faut bien se garder de faire un repas complet avant la baignade; mais on peut, sans inconvénient, prendre quelques aliments légers. On conseille même aux personnes délicates de manger, avant le bain froid, un peu de bouillon, de chocolat, de thé ou de café, pour soutenir leurs forces. Quant à l'opinion populaire qui veut que le bain froid soit nuisible durant la canicule, on doit la considérer comme un préjugé sans valeur.

Quelle est l'action des bains froid sur l'organisme? Les phénomènes de la nutrition en général sont, par eux, profondément modifiés. Le mécanisme de ces modifications réside dans le choc et la pression du liquide, la soustraction de calorique au corps humain, et les phénomènes de réaction qui en sont le corollaire; enfin l'excitation fonctionnelle de la peau, nettoyée, imbibée et ramollie. Le bain froid est tonique; il prévient l'obésité et développe (surtout lorsqu'il est aidé des pratiques de la natation) le système musculaire dans son ensemble. Il est résolutif, en ce sens qu'il transforme

entièrement les constitutions lymphatiques, durcit et
raffermit les chairs bouffies et molles : il agit, de plus,
par l'excitation sécrétoire de la peau, « cette soupape
de sûreté de la machine animale. »

Le bain froid, en amenant la vigueur générale et en
régularisant, avec toutes les autres sécrétions, la sécrétion biliaire, fortifie l'estomac et excite l'intestin ; uni à
la gymnastique, aux frictions, aux onctions, au massage, il constitue le meilleur remède contre la faiblesse
générale, l'insomnie nerveuse, l'hypocondrie, l'hystérie, les névroses en général, le vertige stomacal et la
dyspepsie flatulente, etc. Il rafraîchit et régénère l'organisme (car nous vieillissons surtout par la peau) ; il
entretient la beauté des formes et aguerrit le corps contre les prédispositions aux affections catarrhales et au
rhumatisme. Il réveille l'appétit endormi, il augmente
l'activité intellectuelle : aussi convient-il éminemment
aux gens de lettres et aux personnes dont la profession
est sédentaire. Enfin, il constitue un sédatif, un antispasmodique réel ; il calme les douleurs névralgiques, la
gastralgie, et même ces atroces *douleurs fulgurantes* de
l'ataxie locomotrice, que le pauvre Xavier Aubryet
avait coutume de si bien définir en disant : « La mort
ne me démolit pas, elle me dévisse. »

Quelles sont les contre-indications des bains froids?
Elles sont peu importantes. Le bain froid est rarement
nuisible, si toutefois la réaction se fait bien. Aussi doit-
on le surveiller prudemment chez l'enfant, pour lequel
il est très utile dans la chétivité, le rachitisme, le lymphatisme, etc. — et chez le vieillard, qui retire un béné-

fice certain du bain froid, s'il est exempt de lésion au cœur ou aux poumons et n'a point présenté antérieurement de tendances congestives marquées.

Inutile d'expliquer à nos lecteurs que c'est le peu d'ampleur dans les réactions vitales aux âges extrêmes de la vie, qui commande ainsi la prudence dans les principes balnéaires en général chez les enfants et les vieillards.

La faiblesse de la poitrine dans la jeunesse et l'adolescence, loin de contre-indiquer l'usage du bain froid, l'indiquerait plutôt, puisqu'il exalte la vigueur organique et diminue la susceptibilité individuelle aux rhumes et aux refroidissements. La grossesse, pas plus que l'état menstruel, ne sont non plus des contre-indications, à l'inverse de ce que pense le vulgaire : ces états nécessitent seulement un peu de surveillance, pour que la réaction se passe d'une manière facile et complète.

* * *

Les bains de mer constituent à la fois l'une des distractions le plus complètement hygiéniques pour les habitants des grandes villes, et l'une des ressources les plus efficaces et les plus énergiques de la médecine moderne. C'est à ce double point de vue qu'il faut les envisager.

Le bain de mer est un bain froid d'une nature particulière, ou plutôt une véritable douche froide; car les bains très rapides, d'une durée de quelques minutes, permettant à une réaction franche de s'établir aussitôt;

sont les bains de mer dont les bénéfices hydrothérapiques sont les plus certains. L'eau de mer peut, en outre, être considérée comme une eau minérale des plus énergiques, chlorurée-sodique forte, altérante à la fois et reconstituante, c'est-à-dire profondément modificatrice : telle est surtout l'action des bains de mer prolongés, où la natation joue également un rôle important.

Enfin, l'air vivifiant de la mer, « cette grande nourricière » (Michelet), et les émotions morales déterminées par son spectacle agissent puissamment sur l'organisme, ainsi que le changement des conditions climatologiques.

La mer a été considérée à juste titre comme le naturel spécifique contre la cachexie urbaine, la *malaria des villes*. Sous sa bienfaisante influence, la nutrition compromise ne tarde pas à s'améliorer : l'illustre Laënnec, après avoir étudié l'action réparatrice de l'air marin sur la muqueuse des bronches, allait jusqu'à envisager la mer comme capable d'enrayer l'implacable phtisie.

Cette action salutaire, héroïque, de l'air marin tient à son absolue pureté : M. Miquel démontrait dernièrement le rôle épurateur bienfaisant des vents de mer sur les atmosphères insalubres et infestées d'organismes microscopiques...

De tout temps, les bienfaisantes propriétés des bains de mer ont été reconnues. Suétone, dans son *Histoire des douze Césars*, nous rapporte au complet la cure de César-Auguste par le médecin Musa, à l'aide de la balnéation marine. En France, ce furent les fréquentes visites de la duchesse de Berri à Dieppe qui *lancèrent*

les bains de mer et vulgarisèrent leur emploi. Les plages fréquentées en France sont : celles du Nord, toniques et excitantes ; celles de Normandie et de Bretagne,
sédatives ; celles du golfe de Gascogne et de la Méditerranée, qui conviennent surtout aux phtisiques : la
Méditerranée est un vrai lac où il ne faut point chercher l'action hydrothérapique du *flot*, mais uniquement une action médicamenteuse et climatérique. La
Manche est la vraie patrie française des bains de mer ;
de Boulogne à Dinard florissent de nombreux établissements balnéaires. Le sable fin domine de Honfleur en
Bretagne, le galet du Havre à Cayeux.

La température de l'eau de mer varie l'été entre
15° et 20° ; grâce à sa composition chimique, l'eau de
mer (on le voit), ne suit point les oscillations météoriques. La proportion de sel dissous est, d'ailleurs, variable. La Baltique renferme 8 gr. de sel par litre, et
la mer Rouge 43 grammes !

*   *
*   *

Depuis le premier Empire, l'usage de la balnéation
marine s'est tellement vulgarisé, que chacun tend à
prendre aujourd'hui pour une pratique banale ce qui
constitue pourtant l'une des médications les plus énergiques et les plus délicates à manier.

Le bain de mer, en effet, est une de ces armes à
deux tranchants dont l'usage exige une certaine habileté. C'est un tonique efficace, un excitant vital éner-

gique, un puissant modificateur. Ses effets sont sur-
prenants, parfois même prodigieux, dans le lymphatisme et la scrofule; ses vertus, stimulantes en même
temps que sédatives, s'adressent principalement aux
constitutions détériorées, aux rachitiques, aux névro-
pathes, aux hystériques, aux hypocondriaques, aux convalescents. Aidé de l'atmosphère marine, le bain de mer
réveille la nutrition épuisée et donne des forces aux
fonctions digestives. Aussi est-il fort utile aux artistes
et gens de lettres, dont le cerveau est fatigué par le
travail, aux lycéens affaiblis par la déplorable hygiène
des internats, aux bureaucrates,... enfin à toutes les
personnes dont le système nerveux est irritable ou l'organisme déprimé. L'action du bain de mer sur l'estomac
et sur les intestins est souvent remarquable : on voit cé-
der, sous son influence bienfaisante, des dyspepsies et
des constipations rebelles à tous les traitements.

C'est surtout le choc des lames et la déperdition de
calorique humain, qui, en activant la circulation capillaire, accentue les phénomènes vitaux de la rénovation moléculaire des tissus. C'est ainsi que, par une ré-
vulsion directe sur le tégument externe, le bain de mer
fait sortir le rhumatisme par où il est entré, c'est-à-
dire par la peau, qu'il échauffe et rubéfie d'abord, pour
la tonifier à la longue, et en faire une sorte de cuirasse
contre les vicissitudes de l'atmosphère.

Le premier effet du bain de mer est, généralement,
le frisson, qui va parfois jusqu'à la chair de poule; puis,
l'organisme tout entier *réagit*, la circulation s'accélère,
le corps s'échauffe, le taux général des fonctions se re-

lève, et l'économie éprouve une sensation de force et de
bien-être indéfinissable. Si l'on demeure peu de temps
dans l'eau, l'action du bain de mer est surtout rafraîchissante; si l'on y reste une demi-heure, elle devient
astringente et tonique. Le bain de mer au flot est une
véritable douche, excitante et fortifiante, dont les effets
sont éminemment reconstituants. Quant aux bains de
sable, usités sur les plages chaudes, on les conseille surtout chez les enfants rachitiques et scrofuleux.

Les gens débiles feront bien de choisir de préférence
pour se baigner l'heure qui précède le dîner, alors que
l'organisme est déjà réconforté par un déjeuner dont la
digestion vient de finir. Ils feront bien aussi de rechercher, autant que possible, la marée haute, surtout dans
les stations balnéaires du Nord, où la température extérieure est souvent basse : cette recommandation, fort
utile à Boulogne, perd sensiblement de sa valeur à Arca-
chon et à Biarritz.

Il est essentiel, quoi qu'on en ait pu dire, d'attendre,
pour se baigner, que la digestion soit complète : chaque
année, des accidents viennent prouver l'utilité de cette
recommandation, que cependant quelques esprits mal
faits continuent à trouver ridicule. Avant d'entrer au
bain, pour rendre la peau moins sensible et la préparer
à une réaction plus facile, il faut marcher un peu, et
même, dans les plages froides, il est utile de se fric-
tionner la peau.

Si l'on veut éviter les frissons et les maux de tête, il
faut se jeter à l'eau, la tête la première, ne rester au
bain que cinq minutes au maximum, et prendre, au

sortir de l'onde, un bain de pieds chaud. Il y a grande imprudence de plonger avec un râtelier ou une pièce prothétique de la bouche : on a vu ces appareils se déplacer, s'engager dans la glotte, et amener la mort par obstruction des voies aériennes.

Une fois dans l'eau, il faut se donner du mouvement, mais ne pas oublier que la natation dans l'eau de mer est fatigante et souvent nuisible aux constitutions faibles, et qu'elle doit être généralement modérée. Après le bain, il faut s'essuyer un peu rudement, quoique moins *à fond* que pour le bain ordinaire, s'habiller promptement; puis se livrer, pour faciliter la réaction, à un exercice musculaire un peu actif (marche, promenade à cheval). Si de légers frissonnements font supposer une réaction incomplète, on boira quelques gorgées d'une boisson alcoolique chaude...

Il faut emporter à la mer des vêtements chauds, et éviter de loger près de la plage : car la réverbération du soleil sur le sable prédispose aux ophthalmies. Pour la même raison, il ne faut pas regarder trop longtemps les vagues. Enfin, il faut éviter, sous l'aiguillon d'un appétit vivement réveillé, de manger trop de poissons, mollusques et crustacés; cette recommandation s'applique surtout aux personnes herpétiques et disposées à l'eczéma.

*
* *

Scouttetten attribuait l'action des bains de mer à des phénomènes de nature électro-magnétique : il expliquait

ainsi leurs effets d'excitation dans les paralysies, et l'irritation nerveuse qu'ils causent fréquemment chez les
frêles organismes féminins. Cette irritation, accompagnée de névralgies, constipation et brisement des forces,
nécessite souvent la suspension des pratiques balnéaires
et l'administration des drogues antispasmodiques.

Les bains de mer sont dangereux chez les sujets irri-
tables et chez ceux dont la réaction sanguine est vive.Ils
sont contre-indiqués absolument à l'époque menstruelle,
pendant les premiers mois de la grossesse et au moment de l'âge critique.La prédisposition aux congestions,
à l'apoplexie, aux vertiges, aux hémorrhagies internes
(crachements et vomissements de sang, pertes utérines,
etc.); les variétés d'asthme et de maladies de poitrine
à tendance congestive; l'anémie extrême avec disposi-
tions syncopales; l'albuminurie; les métrites ulcéreuses;
enfin et par dessus tout, les maladies du cœur et des
gros vaisseaux : telles sont les autres contre-indications
générales. Il faut aussi interdire les bains de mer à ceux
qui souffrent ou ont souffert de maladies d'oreilles, ainsi
qu'aux sujets fébriles, ou porteurs de maladies cutanées
aiguës. Les bains de mer sont utiles pour modifier les
ulcères atoniques et les plaies de mauvaise nature : mais
ils n'ont qu'une action fugace et passagère,qu'il faut se
garder de prolonger.

Faut-il baigner les tout petits-enfants? Généralement,
jusqu'à sept ou huit ans, nous ne le conseillons pas. Les
petits enfants supportent mal la balnéation marine, à
cause du peu d'ampleur des réactions vitales dans ces
organisations si fragiles. Cependant, les bébés peu ner-

veux peuvent être plongés quelques secondes dans la mer; une minute suffit pour un enfant de trois ans.

Pour des raisons analogues, les vieillards feront bien de s'abstenir des bains de mer. Il faut redouter avec soin, dans l'âge avancé, toute excitation vive : « Le vieillard doit modérer l'intensité de sa vie, s'il veut en augmenter la durée, » a dit excellemment Réveille-Parise. Les bains de mer chauds eux-mêmes sont mauvais dans l'âge avancé, surtout lorsque les vieillards souffrent de la vessie (fait fréquent et pour ainsi dire normal chez eux). Après quelques bains, l'irritation vésicale augmente et les urines deviennent sanglantes. Les bains de mer chauds sont au contraire une précieuse ressource pour les enfants obèses, scrofuleux, rhumatisants, coxalgiques ou atteints de tumeurs blanches. On peut les conseiller avec succès aux diabétiques et albuminuriques; enfin, ils s'appliquent fort bien aux femmes grosses de cinq mois au moins, qui peuvent sans danger se baigner dans la mer.

Michelet a insisté, avec autant de poésie que de raison, sur l'utile action du climat maritime pour l'enfant des villes, « qu'il faut retirer parfois de ce milieu funeste, ôter à l'homme, redonner à la nature, qui lui fait aspirer la vie dans les souffles de la mer. » La pratique très vieille des bains de sable (l'*arénation* de notre grand Galien) est très répandue dans certains ports, surtout méditerranéens : elle rend à la population infantile de signalés services, notamment dans les maladies articulaires chroniques, vraies croix du médecin et du chirurgien.

PISCINES TIÈDES PUBLIQUES. — NATATION

Juillet 1884 fera date dans l'histoire de l'hygiène à Paris, parce qu'il aura vu se résoudre le problème des bains publics à la portée de tous. Les piscines tièdes alimentées par les eaux qui ont été concédées à M. Paul Christmann par la Ville, s'ouvraient en ce moment. Elles ont été assez souvent souhaitées, assez longtemps attendues par les hygiénistes, pour que ceux-ci aient le droit de saluer, comme elle le mérite, cette bienfaisante réforme.

On nous permettra de ne pas insister sur l'utilité qu'il peut y avoir à se laver la peau *à bon marché* ; nous traiterons aujourd'hui d'un avantage, négligé par tous ceux qui ont traité la question, et incontestablement attaché aux piscines Christmann. Ces piscines permettront en toute saison la natation.

La natation est l'un des exercices les plus avantageux que l'hygiène puisse conseiller.

14

Elle surajoute ses effets bienfaisants à l'action émi- nemment salutaire du bain. Bien plus, elle seule est capable de rendre amusant le bain froid, fort désagréa- ble aux enfants, et même aux adultes qui ne savent pas nager.

Les Romains, qui considéraient la natation comme l'exercice « le plus capable de fortifier le corps sans l'épuiser », en avaient fait une partie essentielle de l'éducation de la jeunesse : *Neque litteras didicit nec natare*, « il n'a appris ni les lettres ni la natation », tel était le proverbe par lequel les Latins désignaient un ignorant. Les Français réaliseront bientôt ce pro- gramme, lorsque la Révision Universitaire aura détruit pour longtemps chez nous l'enseignement littéraire.

Les Romains avaient partout des bassins et des pis- cines où ils pouvaient, en toute saison, se mouvoir dans l'eau. Nous n'avons même point de bains publics où les classes laborieuses pourraient, par une propreté gratuite, suppléer à leur pénurie de linge de corps, et trouver la santé obligatoire... Mais revenons à la nata- tion et à sa valeur hygiénique.

Rien n'augmente la puissance musculaire, rien n'a- paise le système nerveux, rien n'augmente à la fois l'agilité et la tonicité organiques, comme cet excellent exercice, qui stimule l'appétit, favorise la digestion, perfectionne la nutrition, régularise les fonctions du pou- mon et du cœur, exalte la prudence et les qualités mo- rales nobles de l'homme. « On a craint, disait Jean- Jacques, qu'un enfant ne se noie en apprenant à na- ger : qu'il se noie en apprenant ou pour n'avoir pas

appris, ce sera toujours votre faute. » La natation est
le meilleur moyen de modérer l'impressionnabilité des
enfants aux variations thermiques, et d'enrayer leur
chétivité et leur prédisposition aux déviations vertébrales : car cet exercice stimule l'économie entière,
cuirasse la peau, dilate la poitrine, et met en jeu principalement l'activité des muscles extenseurs, seuls
capables de maintenir la rectitude du tronc.

Il n'est pas difficile (et combien il est utile !) de devenir bon nageur. Le corps humain n'a besoin que de
vagues mouvements, pour se maintenir au-dessus de
l'eau. Lord Byron a écrit que c'est sans difficulté qu'il
renouvela la traversée de l'Hellespont, qui avait immor-
talisé Héro et Léandre. Ses biographes disent qu'il
faillit mourir à la suite de cette escapade si poétique :
mais l'auteur de *Lara* était pied-bot, et n'avait rien du
nageur émérite.

Pour être bon nageur, il faut commencer la natation
très jeune, afin d'acquérir de bonne heure le sang-froid
suffisant ; il faut ensuite coordonner les mouvements
nécessaires à la progression dans l'eau, de la façon la
plus précise, évitant les efforts et les mouvements brusques, et dépensant juste la force nécessaire pour avan-
cer. C'est ainsi que l'intrépide et malheureux capitaine
Webb traversa à la nage le détroit de la Manche : c'é-
tait un fait sans précédent dans l'histoire des nageurs
célèbres, et Webb n'avait pas besoin d'aller follement
chercher la mort au Niagara, pour immortaliser son
nom.

L'utilité de la natation étant bien admise, voyons

maintenant ce qui est institué chez nous pour favoriser cet exercice. Pendant l'été, la Seine supporte une
trentaine d'établissements de bains froids, plus ou
moins bien surveillés, plus ou moins convenablement
installés. Ces bains sont ouverts pendant la belle saison,
à trois heures du matin, et ne sont guère fréquentés
que jusqu'à six heures, c'est-à-dire pendant trois heures.

Environ 35,000 ouvriers parisiens fréquentent quo-
tidiennement les bains froids, reconnaissant ainsi, par
une assiduité relative, l'utilité que la natation et la balnéation présentent pour la santé du peuple.

Il y avait lieu de se préoccuper de favoriser ces excellentes pratiques, dont l'importance était ainsi si clairement prouvée. Depuis longtemps, tous les bons esprits
qui ont à cœur les questions d'hygiène, de propreté et
d'éducation physique, avaient songé à établir des écoles
de natation *permanentes*, gratuites, ou à prix réduits.
Londres, Vienne, Bruxelles, Berlin, Bâle, Leipzig, Hanovre, Hambourg, Carlsruhe et Brême furent bientôt
dotés d'établissements de ce genre.

Paris attendait le sien. En 1883, une Commission
très active du Conseil municipal émettait, sur cette
importante question, un projet de délibération ; notre
estimé collègue, le docteur Royer, était le rapporteur
de la Commission, et son remarquable rapport a été
voté par le Conseil à l'unanimité.

Le Conseil a concédé à M. Paul Christmann les eaux
de condensation produites, par les machines du quai
de Billy, de la Villette et du pont d'Austerlitz, *à l'effet
d'établir des écoles de natation permanentes*.

Ce sont ces « *écoles* » dont nous nous sommes empressés d'annoncer dignement l'ouverture. Nous espérons que la grande Presse fera *chorus* avec nous pour louer cette utile innovation ; dévouée à toutes les œuvres de progrès, elle comprendra que l'inauguration de ces bains publics est autrement importante à faire connaître que celle d'un théâtre ou d'une exposition de peinture quelconque.

La concession a une durée de vingt-cinq années ; la dimension des bassins 35 mètres sur 12, leur profondeur moyenne étant de 2 mètres. Le cahier des charges dit que les bassins de natation seront alimentés d'eau courante, chauffée, *filtrée*, et convenablement renouvelée : la température sera maintenue suffisante pour rendre la natation praticable en toute saison. Deux jours par semaine, la Ville autorisera les Sociétés des Caisses des écoles à y envoyer les élèves des deux sexes. Le prix d'admission ordinaire sera de 15 centimes pour les garçons et 20 centimes pour les filles.

Espérons que ce projet n'échouera pas et que sa réalisation ne sera que le prologue d'autres piscines. Chaque piscine sera un appoint de plus pour la santé publique ; — et, disons-le, un allègement pour la Société des sauveteurs : car la philanthropique mission de cette Société s'applique (dans plus de la moitié des cas) à retirer de l'eau des personnes *victimes de leur ignorance en natation.*

LA FOUDRE

Depuis Franklin, on sait que le tonnerre et les éclairs sont des phénomènes naturels en tout semblables aux phénomènes électriques que le physicien produit artificiellement dans ses laboratoires. A l'état normal, tout ce qui nous environne est chargé de deux sortes d'électricité, l'une négative et l'autre positive, qui s'attirent sans cesse réciproquement et tendent à se recomposer. Cette recomposition est la foudre. Elle est favorisée par certains corps, dits *bons conducteurs* : l'air humide, les nuages épais produisent la foudre. Jamais elle ne se produira dans une atmosphère sèche, qui isole les deux espèces de fluides et met obstacle à leur recomposition.

Notre organisme apprécie souvent l'état électrique de l'air et du sol, surtout quand cet état est prononcé. On voit des personnes prédire bien à l'avance, et sans se tromper, l'apparition d'un orage, que rien ne semble indiquer pour d'autres[1]. Les natures nerveuses, les hystériques et les épileptiques surtout, *flairent* pour ainsi dire la foudre; elles sentent l'odeur ozonisée spéciale de l'atmosphère; elles éprouvent une sensation particulière d'agacement et de malaise, à laquelle elles doivent leur triste privilège prophétique. Le temps orageux exagère également les souffrances des rhumatisants et des névralgiques; mais, comme l'air électrique est ordinairement humide, force nous est d'ignorer la part réelle qui revient à l'électricité dans la marche de ces sortes d'affections, dénommées *barométriques*. L'orage agit enfin sur les convalescents, sujets par excellence impressionnables : il les rend agités, paresseux, et leur donne la tête lourde et la respiration pénible.

En France il y a environ vingt orages par an, causant ensemble une moyenne de quatre-vingts morts. La fulguration est rare dans les grandes villes, surtout depuis la multiplication des paratonnerres. Elle est de plus en plus fréquente à la campagne, depuis que le déboisement exagéré a fait sentir son influence nocive: « Le déboisement d'une montagne, dit Arago (*le grand*), c'est la destruction d'un nombre de paratonnerres égal au nombre d'arbres qu'on abat: c'est la modification de l'état électrique de tout un pays. » Les hommes sont plus frappés par la foudre que les femmes parce que leur vie est plus extérieure: la proportion est de vingt-huit femmes pour cent individus, nous dit Boudin.

---

1. Grimod de la Reynière le père avait si peur de la foudre qu'il s'était fait construire un appartement dans le fond de sa cave pour s'y réfugier dès que grondait le tonnerre.

La mort subite est la suite fréquente de la fulguration, soit que le sujet foudroyé soit tué raide sur place, soit qu'il soit doucement transporté ou brutalement jeté à distance. Parfois, la foudre déshabille violemment un homme, et va jusqu'à pulvériser ses vêtements en respectant son corps; parfois, c'est le contraire qui a lieu, sans que nous puissions expliquer la raison scientifique de faits aussi étranges.

Nous avons trois fois procédé à l'autopsie minutieuse de foudroyés, sans rencontrer sous notre scalpel aucune lésion capable d'expliquer la mort. Dans ces cas, la foudre avait frappé silencieusement le *trépied vital* — cœur, poumons, cerveau, — dans son fonctionnement intime, sans laisser de lésion organique appréciable à nos procédés d'investigation.

Il arrive, d'autres fois, que l'apparence extérieure du corps du foudroyé est absolument normale, alors que ses organes internes, ses os eux-mêmes, sont littéralement *réduits en bouillie*. Il arrive aussi (plus rarement, certes, qu'on ne l'a prétendu), il arrive que le tégument externe des foudroyés présente comme la bizarre photographie des objets ambiants : la peau du sujet est une sorte de panorama fantastique où se sont gravés des portraits d'animaux, des esquisses d'arbres et de maisons, etc. Il est bien entendu que, dans ces sortes de cas, le sujet est mort : il n'a pu résister à l'abondance du fluide qui l'a écrasé. Pour ne rien omettre, disons, avec tous les observateurs, que les cadavres des foudroyés se putréfient très rapidement.

Quoique le feu du ciel cause volontiers la mort par

congestion cérébrale ou pulmonaire, il arrive heureusement souvent qu'il épargne la vie, et se borne à produire sur les organismes des symptômes morbides passagers. Ce sont des éruptions cutanées, pareilles à l'urticaire, à l'herpès, à l'érysipèle; — des brûlures, en général peu profondes, mais étendues, ce qui les rend graves; — des hémorragies par les orifices naturels, et surtout par le nez; — des paralysies générales ou partielles, presque toujours curables, du reste; — la perte subite de la vision, de l'ouïe, de l'odorat ou de la parole, perte, au contraire, généralement irrémédiable; — l'imbécillité ou la folie; — l'incontinence d'urine ou de matières fécales; — l'avortement. On a cité comme accidents rares: l'ablation nette d'un membre ou d'un organe saillant, en totalité ou en partie; l'épilation, également partielle ou totale, l'arrachement des ongles, etc., etc.

Quelquefois les individus sont jetés par terre et plongés dans un sommeil profond, dont ils se retirent (souvent vingt ou trente heures après) très bien portants... Enfin l'électricité atmosphérique peut donner lieu à des phénomènes analogues à ceux de la catalepsie. Cardan a cité le cas de huit moissonneurs foudroyés pendant leur repas sous un arbre et qui furent atteints de catalepsie mortelle : ils avaient conservé absolument la même position que s'ils eussent été bien portants, dans l'exercice de leurs fonctions *masticatoires*...

Les plus mauvaises choses ayant parfois leur bon côté, il est arrivé que la foudre a guéri, mieux que les meilleurs médecins, des maladies anciennes et réfractaires à tout traitement antérieur : l'amaurose, la surdité nerveuse, certaines névroses convulsives, les paralysies, les rhumatismes, la danse de Saint-Guy, les névralgies chroniques. Ces faits étonnent peu celui qui songe au parti puissant que la médecine contemporaine tire, tous les jours, de l'électricité en thérapeutique.

Pour se préserver de la foudre, il faut généraliser l'usage du paratonnerre, usage qui n'est vraiment populaire qu'aux États-Unis. En France, (*horresco referens*) on prétend qu'il attire la foudre, et l'on a peur du paratonnerre! Cette admirable tige métallique soutire, en effet, au ciel son électricité, par le pouvoir de sa pointe. Non seulement elle empêche ainsi l'action de la foudre dans un certain rayon, mais encore elle dérobe incessamment à l'atmosphère une partie de son fluide électrique.

Voici, maintenant, les précautions à prendre contre la foudre :

Eviter, pendant les orages, de s'exposer aux courants d'air et à la pluie. — Ne pas ouvrir les fenêtres des maisons. — Ne pas ébranler l'atmosphère par des vibrations, coups de feu, cor de chasse, etc. (L'ébranlement causé par les vibrations des cloches dirige souvent la foudre vers le sonneur, puisque, en trente-trois ans, le tonnerre a frappé trois cent quatre-vingt-six clochers, et cent trois sonneurs en sont morts, d'après une statistique de Fodéré). — Il faut fuire le voisinage des cheminées (la suie étant un très bon conducteur de l'électricité); s'éloigner des métaux, dorures, etc.; enlever les chaînes, bagues et clefs qu'on porte sur soi; ne pas chercher un abri sous les clochers ou les arbres élevés (la foudre tombe souvent aussi sur les camps, à cause des armes de guerre). Comme vêtements, il faut préférer la soie et la laine au coton et au lin.

En un mot, il faut éviter les bons conducteurs de la foudre. L'idéal à cet égard serait de s'isoler sur un tabouret de verre ou dans une boîte de la même substance, ou bien encore dans un hamac suspendu par des cordons de soie.

NOVEMBRE

Les variations météoriques et l'abaissement progressif de la température, que ramène la saison d'automne, causent dans les organismes certaines perturbations, faciles à comprendre lorsqu'on songe à l'importance du rôle de la peau, dont l'activité diminue peu à peu aux approches de l'hiver. La fin de l'automne surtout est très pénible aux sujets prédisposés aux affections de poitrine (bronchites), au rhumatisme et aux congestions. Elle est très favorable aux sujets robustes et valides, qui réagissent facilement contre les variations incessantes de l'atmosphère. Les malades et les infirmes souffrent au contraire de ces variations, ainsi que la vieillesse, dont Ambroise Paré disait : « Elle est de sa nature une espèce de maladie. » Ce que Paré disait de la vieillesse peut, plus justement encore s'appliquer à la misère, cette grande pourvoyeuse de la mort. Les pauvres, mal nourris, mal logés, mal vêtus,

redoutent bien justement les intempéries meurtrières
de décembre qui s'annonce :

> Le pauvre, alors, s'effraie et prie.
> L'Hiver, hélas! c'est Dieu qui dort :
> C'est la Faim livide et maigrie
> Qui tremble auprès du foyer mort,

dit notre grand poète, dans cette langue qui sait résumer si scientifiquement toutes les misères sociales
et toutes les souffrances physiologiques...

En novembre il faut s'habiller chaudement, revêtir
des vêtements de drap et chausser des bottines lacées
à fortes semelles.

Il faut éviter avec soin de garder des vêtements ou
des chaussures mouillés, et conserver (comme nous l'a-
vons souvent recommandé à nos lecteurs) le cou libre
de toute entrave, dépourvu surtout de cravates de
laine.

La pratique du cache-nez rend la peau très sensible
à l'action de l'air et cause fréquemment des angines et
des rhumes.

Pour éviter ces affections, il est bon aussi, lorsqu'on
est à l'air, de toujours respirer par le nez. Si l'on est
enrhumé du cerveau, on ne peut respirer que par la
bouche : alors ou interpose les mailles d'un mouchoir
de laine, qui enlève au *pabulum vitæ* sa rigueur nuisible.

L'estomac a besoin, en cette saison, d'une nourriture
copieuse et substantielle, forte et stimulante même :
les viandes rouges bien assaisonnées, les poissons de

15

mer, les viandes fumées et salées, le gibier, etc., trouvent leur application à cet âge de l'année, où les forces digestives sont décuplées, et où la chaleur animale a besoin de sérieux matériaux de combustion pour se maintenir à son taux normal. Il faut, toutefois, manger du gibier faisandé avec modération : pris en grande quantité, il constitue une nourriture échauffante, irritante même, sans préjudice des dangers infectieux auxquels expose une chair par trop corrompue. Cette proposition est d'autant plus vraie que, en novembre, les dérangements intestinaux sont fréquents. « Il pleut de la bile à Paris, » à la fin de l'automne, écrivait au seizième siècle Baillou, — un Parisien dont la statue manque aux niches du nouvel Hôtel-de-Ville. La fièvre typhoïde, ce type de la maladie instestinale, subit, on le sait, sa recrudescence à cette époque de l'année. C'est le moment surtout de fuir les émanations méphitiques, de désinfecter les égouts, les rues et les maisons, d'assainir les fosses d'aisances, de ventiler les logements, de tenir son corps et tout ce qui s'y applique dans un état d'exquise propreté.

Les appartements doivent être aérés, et de grands feux de cheminée auront l'avantage d'en chasser l'air humide tout en purifiant l'atmosphère. Le chauffage par des poêles en fonte, et surtout par les poêles à faible tirage (conquête peu durable de l'économie sur l'hygiène), vicient toujours l'air respirable. Quelle économie de sauver la bourse au détriment de la santé!

Presque toutes les maladies de la saison froide dérivent du passage brusque d'un logement chaud à l'air froid du dehors. Combien de bronchites et d'angines contractées au sortir des bals et soirées, parce qu'on néglige de couvrir suffisamment le corps en moiteur!

La saison d'automne exige impérieusement l'exercice. L'organisme ne doit pas stagner dans l'immobilité, mais réagir contre le froid humide qui le pénètre, par la marche forcée, la course, l'escrime, la danse, la gymnastique. La chasse est un exercice excellent qui entrave l'obésité, et prévient, chez les goutteux, les accès aigus, si fréquents à l'entrée de l'hiver. Pour les vieillards, la chasse est un exercice trop violent : il doit leur être interdit. Tous les ans, des chasseurs âgés succombent à des congestions causées par la fatigue, alors que l'exercice modéré eût pu les conserver longtemps à leurs familles.

Les enfants et les femmes sujets aux engelures, crevasses, gerçures des extrémités, préviendront ces petits accidents de l'hiver en employant l'eau froide pour leur toilette ; en évitant les gants, manchons, bas de laine et chaussures de caoutchouc; en faisant matin et soir des frictions excitantes sur les extrémités, avec la glycérine et l'eau de Cologne; en prenant tous les jours de petits bains locaux sinapisés. Enfin, ces personnes éviteront les transitions thermiques brusques, et prendront à l'intérieur des préparations toniques et reconstituantes (huile de foie de morue, eaux minérales ferrugineuses).

L'HIVER

Tout le monde souffre du froid ; mais les vieillards
en sont les principales victimes. Leur économie offre
aux rigueurs de cette saison une faible résistance; leurs
organes usés deviennent incapables de réagir: ils deviennent vite la proie de la fièvre, et cette fièvre n'est
trop souvent que le reflet de maladies pulmonaires aiguës, « ces fléaux les plus redoutables de la vieillesse ».

C'est donc surtout aux personnes âgées que s'applique, en temps de froid, l'adage fameux: *Plus occidit
aer quam gladius.* Après les vieillards, ce sont les convalescents et les personnes nerveuses qui ont le plus
à souffrir de l'abaissement thermique. Chez ces deux
sortes d'êtres, la sensibilité des tissus se trouve accrue,
et leur tonicité diminuée.

Le froid est l'ennemi des nerfs, écrivait, il y a trente
siècles, le divin Hippocrate : c'est pour cela que l'hiver
traîne après lui son long cortège de névralgies facia-

les, de sciatiques, de lumbagos et de points de côté;
c'est pour cela que l'élément nerveux s'insinue dans
toutes nos maladies de l'hiver, et que le médecin doit
avoir à compter avec les incidents morbides que cet
élément suscite.

Comment le froid exerce-t-il sur les organismes sa
funeste action? D'abord ses effets sont de gêner la
transpiration de la peau, le jeu des muscles et des articulations; il semble même engourdir la circulation du
sang, source de la chaleur et de la vie... Mais pour
étudier les effets du froid, il importe de les distinguer
en effets généraux et en effets locaux.

Le froid agit sur l'ensemble du corps humain, qui
n'est, comme on l'a dit, qu'un seul et grand organe.
Quand les historiens nous transmettent les récits des
victimes du froid; quand, par exemple, Xénophon raconte la retraite des Dix Mille; Quinte-Curce, la campagne d'Alexandre en Thrace; Voltaire, le siège de Fried-
richshall par Charles XII; Larrey, l'impéiale rretraite
de Russie; les victimes du froid dont parlent ces écri-
vains ont succombé, en général, aux accidents produits
sur l'ensemble de l'économie par l'abaissement de la
température. C'est ce qu'on a appelé l'*asphyxie par le
froid*. La mort, dans ces cas, est assez rapide, elle ne
respecte pas les plus beaux organismes, mais elle frappe
surtout les individus tristes et apathiques, en épargnant
souvent ceux dont l'énergie morale est développée.
Le sujet frappé est subitement en proie à une faiblesse
et à un engourdissement complets; sa figure devient
pâle, ses membres raides, sa peau insensible; il mar-

che quelque temps sans se sentir marcher; puis, il est pris d'une torpeur douce, d'un besoin de sommeil exempt de souffrance : « Dans les contrées glaciales, a dit Copland, qui s'assied s'endort, et qui s'endort ne se réveille plus. »

Mais ces accidents généraux n'ont guère lieu que par des froids exceptionnellement intenses et prolongés, et surtout quand le vent souffle, quand l'air est agité : car, si l'on supporte un froid de 40° dans une atmosphère calme, on meurt dans une atmosphère de 25° agitée par le vent.

L'air humide présente aussi de plus grands dangers, parce que, en mouillant l'épiderme, il le rend bon conducteur, et, partant, le désarme de sa puissance protectrice contre le froid extérieur, et gardienne, pour ainsi parler, du calorique humain.

Les effets ordinaires du froid, chacun les connaît : c'est le frisson, la chair de poule, les gerçures des lèvres, les rougeurs cuisantes des parties exposées à l'air, l'exaspération des lésions cutanées les plus bénignes. En outre, le froid augmente le nombre des angines, des varioles, rougeoles, rhumatismes, etc. Son action se localise surtout dans les voies respiratoires, où il cause le coryza, l'enrouement, la bronchite, la pneumonie, la pleurésie. Mais cette dernière est plutôt l'effet du brusque passage du chaud au froid, sans même que la nouvelle température soit extrêmement froide; et ce fait s'explique surtout par le resserrement des canaux sanguins de la peau, qui refoulent le sang de la périphérie aux parties profondes. C'est là, d'ailleurs, le vrai mé-

canisme de la congestion pulmonaire causée par le froid,
à laquelle succombent en hiver tant de personnes, et
surtout les constitutions affaiblies et malingres. Le
passage du chaud au froid est dangereux surtout au saut
du lit et après la digestion des repas : car la transpiration est plus forte dans ces circonstances.

Les effets locaux du froid se manifestent principalement sur les parties du corps exposées à l'action directe
de l'air, telles que le nez, les joues, les oreilles, les mains
et les pieds. Au premier degré, c'est une simple rougeur, suivie d'une sensation de démangeaison plutôt que
de douleur; au deuxième degré, ce sont des crevasses et
des ulcérations, au troisième degré, c'est la gangrène,
plus ou moins étendue. Ce dernier degré a été fréquemment observé pendant les guerres de Crimée et de
France (1870-71) : il se produit surtout lorsqu'on approche brusquement du feu des membres congelés.
Quant aux deux autres degrés, vulgairement nommés
engelures, on les voit surtout chez les personnes lymphatiques, et souvent ils sont causés par la compression
de la peau. C'est ce qui explique leur grande fréquence
aux pieds, surtout en temps de neige ; car le calorique que
la neige emprunte au corps pour sa fusion, multiplie et
accélère l'action du froid.

L'abaissement de la température commande diverses
mesures hygiéniques. D'abord, la chaussure et le vêtement doivent être chauds, mais suffisamment amples
pour ne pas gêner la circulation du sang et ne pas favoriser, en comprimant les vaisseaux, la congélation des
membres. Les peuples du Nord emploient, pour se ga-

rantir des rigueurs de leur climat, des vêtements amples, doublés à l'intérieur de fourrures : ils se recouvrent la peau de graisse, les pieds et les oreilles de bandes en papier, afin de diminuer le pouvoir conducteur de la peau pour le calorique. Nous ferions peut-être bien aussi d'imiter les villes du Nouveau-Monde, où un foyer central chauffe les maisons par la vapeur qui circule dans des tuyaux : c'est ainsi que, depuis quelque temps, New-York chauffe ses édifices publics ; une Compagnie s echarge de ce soin, à un tiers du prix ordinaire du chauffage, et fournit en plus (chose précieuse), la vapeur nécessaire pour fondre les neiges et les glaces des voies publiques.

Pendant le froid, l'alimentation devra être forte, très abondante, riche en graisse et en matériaux hydrocarbonés de combustion. C'est en vertu de cette loi que le capitaine Parry disait : « Il faut des estomacs robustes pour résister au climat du pôle. » Il est vrai de dire que si, pendant les froids, messire Gaster réclame plus d'aliments, il les digère aussi incontestablement mieux. C'est pour cela que les gros mangeurs ont généralement une meilleure santé pendant l'hiver. C'est pour cela aussi que les gens obèses se plaignent peu du froid, contre lequel les protège une abondante couche de graisse ; cependant, gardez-vous d'essayer de convaincre ces malheureux de l'utilité de leur malheur.

Quant aux boissons, il est d'une réelle importance d'user des spiritueux avec une grande réserve ; car l'ivresse arrive facilement pendant le froid, et l'ivresse favorise singulièrement l'action stupéfiante de la température basse sur nos tissus, et rend ses effets bien plus graves et bien plus marqués.

Nous terminerons en disant que c'est une profonde erreur de croire que, pendant les températures sibériennes, il faille rester chez soi pour se bien porter. Au contraire, il faut sortir, et tâcher, par l'exercice, de faire provision de calorique; les plus jeunes enfants ne sont même pas exemptés de ce précepte. Laissons aux vieillards, incapables de résister au froid, leur existence sédentaire ; laissons-la aussi à ces pauvres gens de de lettres et travailleurs de cabinet, dont Xénophon disait: « Les travaux d'esprit tuent ceux qui s'y livrent, car ils les obligent à passer leurs hivers au coin du feu. »

Mais s'il faut, en cette saison, plus d'exercice, il faut aussi un sommeil réparateur plus long; et c'est surtout à décembre que s'appliquent les vers de notre vieux poète Mathurin Regnier :

Ah ! que c'est chose doulce, et fort bien ordonnée,
Dormir dedans un lict la grasse matinée !

LES ENGELURES

L'action du froid sur la peau produit, notamment à
la peau des mains et des pieds, des lésions inflamma-
toires variées que l'on a désignées sous le nom d'engelures.

Les engelures apparaissent principalement chez les
jeunes sujets, dont les téguments sont fort sensibles et
dont la circulation est peu active, dans les portions du
corps éloignées du cœur. La faiblesse et l'anémie infantiles, inhérentes aux grandes villes, favorisent puissamment la production des engorgements dermiques
à frigore.

Quant à l'action du lymphatisme et de la scrofule,
nous n'admettons pas qu'elle joue un rôle bien marqué
dans la production des engelures proprement dites. Le
rôle de ces diathèses est plutôt d'amener dans la suite
des complications diverses, vésicules, ulcérations, sup-
purations, etc., etc.

Nous avons, en effet, fréquemment observé des adultes, d'excellente constitution, payer chaque hiver leur tribut aux engelures, sans que celles-ci dépassassent jamais, chez eux, les limites d'un simple empâtement de la peau, avec une coloration violacée et une sensation tenant le milieu entre le chatouillement et la douleur.

L'action du froid sec, surtout quand l'atmosphère est agitée par le vent, produit sur les parties découvertes du corps une irritation d'abord superficielle et légère, puis accompagnée d'induration et d'épaississement de la peau, qui devient sensible à la pression, et engourdit les mouvements de la partie atteinte.

Tout se borne généralement à ce degré, le plus léger, de l'engelure. Mais si l'organisme a une tare quelconque et si le système lymphatique est facilement irritable, il se forme des abcès, des ulcères, de la gangrène: de multiples complications apparaissent, qui peuvent même compromettre l'existence.

Il importe donc, si la constitution du sujet semble douteuse, d'avoir le plus grand soin des accidents, si minimes qu'ils puissent paraître, que produit l'action du froid sur la peau.

« Une piqûre d'épingle, disait justement Velpeau, est quelquefois la porte ouverte à la mort. »

Les enfants lymphatiques seront, principalement en hiver, bien nourris et chaudement habillés.

On leur donnera des reconstituants et des toniques, de l'huile de foie de morue, du quinquina, de l'iodure de fer, des bains sulfureux ou salins. On leur fortifiera, par des frictions de vinaigre aromatique ou d'alcool camphré, l'épiderme sensible des mains et des pieds. On aura soin surtout de débarbouiller toujours les bébés à l'eau froide, même s'ils crient, même s'ils toussent...

Les engelures légères guérissent facilement par des applications de glycérine laudanisée, ou par de légers cataplasmes d'amidon arrosés d'eau blanche. Si l'engorgement du tissu cellulaire sous-cutané est très prononcé, on fera précéder les cataplasmes d'onctions fréquentes avec la vaseline boratée. Si les démangeaisons sont très vives, elles disparaîtront par des onctions avec l'huile phéniquée ou l'huile de camomille camphrée, suivies d'enveloppement par l'ouate. Si la douleur est marquée et cause la fièvre, nous préconisons des badigeonnages qui nous ont toujours réussi, avec parties égales de teinture de benjoin et de teinture thebaïque.

Les ulcérations des engelures ne peuvent être traitées que par le médecin ; car elles nécessitent presque toujours des cautérisations légères et des pansements particuliers.

Tel est, en général, le traitement qui convient aux accidents cutanés légers produits, dans nos climats, par la saison froide. Il est bien entendu que les parties malades devront, autant que possible, être soustraites à l'influence de la chaleur forte comme à celle du froid marqué. On évitera principalement pour ces parties la brusque alternative des températures, qui provoquerait sûrement, sinon des complications, du moins un temps d'arrêt prolongé dans la guérison.

La meilleure méthode pour guérir les engelures est encore, peut-être celle que Portal indiquait un jour, dit-on, à Louis XVIII : « Prenez une cigale, placez-la avec précaution sur votre main, et dès qu'elle chantera, vous serez guéri. » C'était dire que, mieux que le plus habile médecin,

> « ..... le soleil, père de la Nature,
> Dissipant les frimas *guérirait l'engelure*, »

si nous osions parodier le lyrique J.-B. Rousseau.

LA MORPHINE

Il y a une vingtaine d'années, un Anglais, Wood, inventait la méthode *hypodermique*, c'est-à-dire l'art d'introduire sous la peau, par une piqûre, les principes médicamenteux, et notamment la *morphine*, qui est le principe actif de l'opium. Pravaz construisit alors l'ingénieuse *seringue à injections sous-cutanées* qui porte son nom, et l'usage de ces injections se répandit très vite en France, grâce surtout aux docteurs Luton (de Reims) et Béhier (de Paris).

La nouvelle méthode offrait au traitement des maladies de multiples avantages : absorption certaine et rapide du médicament, dosage facile, effets remarquables, absence d'action sur l'estomac et sur l'intestin, etc.

Bref, l'injection de morphine se répandit de plus en plus ; elle se vulgarisa d'abord en Amérique et en Allemagne, où l'on a été forcé de construire des maisons de

santé spéciales pour le traitement des morphinisés.
Dans le Michigan, d'après l'enquête que fit, en 1880,
le docteur Marshall, il y avait 1,313 morphinisés, sur
225,633 habitants ! En France les progrès du morphinisme datent surtout, nous dit M. Landowski, de la
guerre de 1870-71 ; les blessés, dont on calmait les
souffrances à l'aide de la nouvelle méthode, s'empres-
saient de répandre la contagion dans leur entourage,
faisaient goûter à leurs parents et amis les bienfaits et
les *dix-septièmes ciels* inconnus, de l'injection de morphine ! Le fléau s'était répandu ainsi chez nos voisins
d'outre-Rhin après la guerre d'Autriche (1866).

On comprendra facilement l'enthousiasme pour l'injection hypodermique de morphine, lorsqu'on saura
que cette injection anéantit brusquement non seulement la douleur physique, mais même l'insaisissable,
l'incurable douleur morale. L'homme se passionne pour
la morphine comme pour un stimulant, un excitant
des plus énergiques. L'effet produit par la bienheu-
reuse injection consiste en une sorte d'ivresse voluptueuse et gaie, qui renforce l'organisme tout en lui
donnant (pour ainsi dire) des ailes. Un état de vigueur
mêlé à un état de légèreté ; la loquacité vive, la har-
diesse physique et psychique ; en un mot, toutes les ap-
parences de la force sont évoquées, d'abord, par un
coup du merveilleux piston ! Voilà les effets primordiaux, la *phase d'excitation*. Mais à cette phase ne
tarde pas à succéder une phase absolument inverse,
de faiblesse, de lourdeur, d'abattement, de tristesse, de
lâcheté : c'est la *période de dépression* et de stupeur.

Pour la chasser, on recourt de nouveau au flacon et à la seringue. L'habitude est créée, cette *habitude*, qui tient, comme l'a si bien dit Alibert, les rênes de l'organisme animal :

> « L'habitude est une étrangère,
> » Qui supplante en nous la raison. »

A chaque instant, pour chasser le chagrin et les ennuis qu'entraîne chaque jour ; et les douleurs morales toujours inséparables de la vie humaine, on s'adresse à la morphine, cette fée bienfaisante, qui, semblable à Morphée, son mythologique parrain, verse aux mortels de fugitifs instants d'oubli. L'habitude est créée : la *mode* existe. Le « *qui a bu boira* » s'applique aux sociétés comme aux individus. Pour remédier aux découragements, aux souffrances physiques, à la misère morale, qui coudoient constamment le morphinisé, il augmentera la dose et le nombre de ses injections sous-cutanées; tournant sans cesse dans le cercle vicieux de sa passion, il s'englobera dans un empoisonnement qu'il ne pourra plus éviter. Il deviendra *morphiomane*, et l'on agrandira pour lui le cadre déjà si étendu des maladies mentales ; on multipliera pour lui les cellules, si nombreuses déjà, de l'asile des fous.

La manie de la morphine choisit surtout ses victimes dans les classes qu'on nomme communément les classes *élevées* de la société. La principale raison de cette délimitation, c'est que la seringue et le poison coûtent assez cher. La maladie mentale dont nous parlons

atteint souvent les cervaux d'élite, les journalistes,
les hommes de lettres, les politiciens de profession,
et, malheureusement, surtout les médecins. Sur les
160 cas recueillis par le docteur P. Landowski, il y a
56 médecins et 28 personnes touchant, de près ou de
loin, à la médecine: femmes de médecins, sages-femmes,
gardes-malades, etc... C'est une misère de plus à ajouter à celles, trop peu connues, de l'infernale profession
médicale.

*
* *

Les symptômes du morphinisme consistent en insom-
nies, angoisses, hallucinations et cauchemars, illusions
des sens, sensations fausses, sensibilité exagérée ; névralgies multiples et étranges ; tremblements analogues à ceux du délire alcoolique ; perte de l'appétit,
constipation opiniâtre, etc... La piqûre de l'aiguille
détermine divers accidents locaux, phlegmons, abcès,
érysipèles, parfois même de la gangrène. Le morphinisé devient d'une faiblesse extrême ; il succombe quelquefois, subitement, dans une syncope ; mais le plus
souvent, il meurt de congestions internes, d'inflammations des reins ; généralement il est d'une maigreur
squelettique, et finit ses jours dans le marasme le plus
complet, après avoir présenté les signes de l'albuminurie ou du diabète.

Nous ne pouvons ici que faire une pâle esquisse du tableau morbide du morphinisme : ses accidents locaux, in-

durations, abcès, ulcères, érysipèles, etc., finissent par
faire ressembler la peau des morphiomanes à la peau de
crocodile. Quant aux principaux symtômes généraux
(fièvre, délire, paleur cadavérique, apathie, dégoût,
perte de la mémoire, *tædium vitæ*, tendance au suicide,
rides précoces, atonie du regard, démarche chancelante,
maigreur, troubles profonds de la vue et de l'ouïe, bégaiement, titubation, impuissance, etc.), ils finissent
par aboutir aux mortels accidents de la cachexie mor-
phinique : vomissements, sueurs visqueuses, palpitations très douloureuses du cœur, tremblement de la langue, paralysie des sens, de la vessie et du rectum, en-
gourdissements et fourmillements généralisés, albuminurie, glycosurie, etc.

Pour arriver à ces beaux résultats, le morphiomane
a souvent pris, progressivement, des doses incroyables
de son poison. La dose normale et *médicamenteuse* de
chlorhydrate de morphine est d'un *centigramme* au
plus : eh bien ! il n'est pas rare de voir un morphiomane répéter, dans une journée, cent fois cette dose.
Le docteur Rochard a rapporté au congrès de la Ro-
chelle le fait d'une jeune femme *parvenue*, dit-il *à une
certaine célébrité*, et qui, tous les jours, s'administre
(*horresco referens !*) *cinq grammes* de morphine en injections ! Sa physionomie a un masque spécial, son
regard est hébété et terne, son corps agité de tremblements convulsifs. La mort attend sa proie.

*
* *

Wood ne se doutait guère, lorsqu'il inventait, il y a une vingtaine d'années, son admirable méthode, qu'il dotait d'une nouvelle plaie la pauvre humanité. Les victimes de la morphine sont innombrables. La mode aidant, on a vu se généraliser cet empoisonnement : les gens du grand monde se sont offert des bijoux de seringues et de petits flacons mignons et artistiques. Les doses auxquelles certaines personnes sont arrivées sont à peine croyables.

Dans une observation de M. Trélat, relative à une jeune hystérique morphiomane, qui se faisait de vingt à vingt-cinq injections par jour, on lit : « La malade était devenue d'une extrême adresse pour ces sortes d'opérations : portant partout, dans une boîte spéciale, sa seringue toute chargée, à table, au milieu d'une nombreuse assistance, dans une loge de théâtre, elle trouvait le moyen de faire son injection, *devenue indispensable.* »

Tout n'est qu'action et réaction. Au dernier congrès de Rouen, le docteur Auguste Voisin prenait la défense de la morphine, en présence des attaques répétées qui s'élèvent, depuis ces derniers temps, contre la pratique des injections sous-cutanées. Il est incontestable que cette pratique, lorsqu'elle est modérée et

réglementée par le médecin seul, est excellente. La
précision, la certitude et la rapidité d'action sont ses
trois avantages primordiaux, avantages extrêmement
précieux dans la médecine des nerveux et surtout des
aliénés. La méthode des injections sous-cutanées de
morphine permet de traiter facilement les fous dans leur
famille et de calmer merveilleusement chez eux l'exaltation et les symptômes douloureux.

La tolérance de notre organisme pour un agent médicamenteux quelconque ne saurait réellement exister, que si cet agent est formellement indiqué. C'est là
une loi de médecine usuelle que tous les praticiens
vérifient journellement. Le morphinisme n'est donc pas
à craindre pour les personnes qui souffrent de violentes douleurs, (névralgies, cancers, etc.), à tel point que
le professeur Bernheim (de Nancy) a pu dire, avec raison, que *la douleur est le véritable antidote de la morphine.:.*

Les accidents locaux qui peuvent résulter des piqûres proviennent presque toujours d'une seringue sale
ou d'une solution impure. Quant à la morphiomanie,
elle dérive des abus de tout genre qui se produisent :
seringues laissées entre les mains des malades, facilités
excessives pour se procurer non seulement la seringue,
mais la morphine elle-même, etc. Aussi voit-on des sujets passer leur temps à s'injecter ce poison, et laisser
même (comme la malheureuse duchesse de Chaulnes)
leur canule à demeure dans la peau, pour n'avoir pas
la peine de l'enfoncer à tout moment...

* *

... Selon nous, le traitement de la morphiomanie
confirmée doit consister dans la suppression brusque
du poison : sinon, le médecin est condamné à être la
dupe de fraudes et de dissimulations constantes, de men-
songes journaliers de la part des malades les plus intelligents : car la dégradation morale s'élève, chez le
morphinisé, à la hauteur de la dégradation physique.
L'hydrothérapie aide puissamment à la cure. Pour dé-
celer le morphiomane, il faut courir au signe que vient
de signaler E. Landovvski : rechercher, l'index et le
medius de la main droite, une sorte de callosité, qui
est le résultat du frottement causé par le piston de la
seringue, au niveau de la dernière phalange...

Mieux vaut prévenir que guérir. Pour arrêter la contagion toujours croissante du mal, il importe que le
médecin *seul* se charge de la pratique des injections
hypodermiques, et ne laisse jamais une seringue de
Pravaz entre les mains d'individus étrangers à la médecine. Le pharmacien ne devra délivrer de *solution
morphinée* que sur une ordonnance fraîchement datée.
On pourrait même, à la rigueur (et la rigueur serait ici
de mise), empêcher les fabricants d'instruments et les
brocanteurs de vendre des seringues à injection sous-
cutanée autrement que sur ordonnance médicale. Il
importe que l'on songe à appliquer ces prescriptions
préventives, si nous ne voulons voir les Français rava-

lés plus bas que les Allemands, au-dessous même des *Chinois mangeurs d'opium*. Balzac écrivit un jour cette phrase : « On s'est effrayé du choléra : l'alcool est un bien autre fléau. » Aujourd'hui nous pourrions dire, avec tous nos confrères témoins des ravages croissants de la morphiomanie : On s'effraie de l'alcoolisme : la morphine est une aussi grande calamité !...

Si le malade échappe une première fois aux accidents morphiniques et renonce à la morphine, il ne tarde pas à retomber dans ses funestes pratiques. Les récidives du mal sont très faciles. Notre éminent collègue Levinstein (de Berlin), dont nous pleurons la perte récente, a compté, sur 82 cas de morphiomanie, 61 récidives, dont 32 *chez des médecins* (ils savent pourtant à quoi ils s'exposent !). Il est bon, toutefois, de dire que la morphiomanie est infiniment plus fréquente chez *nos bons et vertueux voisins* que chez nous : le prince de Bismarck a été autrefois un morphiomane accompli, et ne s'est guéri que par un prodige de volonté, prodige qu'un bon Français lui reprochera toujours !

Les morphiomanes sont curables par la surveillance et l'isolement, un régime fortifiant, des vins généreux, des frictions, des injections sous-cutanées d'éther, des préparations de strychnées. Le docteur Zambaco préconise l'alcoolisme comme remède à la morphiomanie : le remède n'est-il pas pire que le mal ? Et est-il plus facile de guérir la manie de boire que la morphiomanie ?

Donc, selon nous, il ne faut pas hésiter à supprimer brusquement la morphine, à séquestrer les morphio-

manes, à les priver entièrement de leur liberté. Sans
ces mesures énergiques, ils courent de grands dangers. Toutefois, la suppression brusque du poison habituel et chéri s'accompagne souvent de vomissements, de délire, de troubles mentaux ; ces accidents
seront avantageusement traités par de petites doses
souvent répétées de teinture d'opium. Il est certain,
d'ailleurs, que l'*opiophagie* (si fréquente dans certains
pays, au Céleste-Empire, par exemple) est infiniment
différente de la morphiomanie, et beaucoup moins
grave qu'elle.

Il y a dans la question de la morphine, un côté peu
étudié, et qui mériterait les recherches d'un travailleur.
Nous voulons dire le côté médico-judiciaire. Il est certain que la responsabilité légale est très atténuée chez
les morphiomanes; leur volonté et leur libre arbitre
sont fortement entamés. Sous l'action de délire maniaque et d'affreuses hallucinations, les morphiomanes
se livrent aux écarts les plus violents. Ils sont capables
de meurtre, tout comme les alcooliques délirants. Ils
sont aussi capables des délits les plus divers. Ainsi la
dame dont le pharmacien vient d'être condamné pour
lui avoir livré sans ordonnance plus de 2,000 francs de
morphine (et dont les gazettes judiciaires ont rapporté
l'intéressante odyssée), — cette dame, disons-nous, avait
été arrêtée comme voleuse dans un grand magasin.
Ses facultés mentales étaient très endommagées ; actuellement elle est dans une maison de santé, pour toujours peut-être.

L'HYGIÈNE DU CŒUR

¹ n'est pas facile de concilier la croyance instinctive ᴄ populaire du cœur affectif, avec les données précises et vraies de la science, qui montre le cœur tel qu'il est, c'est-à-dire un muscle creux, jouant le rôle d'une pompe aspirante et foulante, qui fait circuler dans tous nos organes, avec le liquide sanguin, la chaleur, la nutrition et la vie.

On sait, depuis l'immortelle découverte d'Harvey, que le cœur est destiné à la seule circulation, et que le siège de l'intelligence, des sentiments et des passions est le cerveau. Le cœur est donc bien dépossédé de son titre ancien de centre moral. Les Grecs, avec leur admirable intuition, avaient prévu depuis longtemps cette dépossession, puisqu'ils avaient le mot *kardia* pour désigner le cœur charnel, et le mot *kear* ou *kêr* pour le cœur affectif.

Toutefois, le langage universel continue à appeler

hommes de tête les hommes d'esprit, *hommes de cœur* les âmes tendres. Il n'a pas complètement tort, nous disait Claude Bernard. Le cœur reçoit réellement l'impression de tous les sentiments, et réagit pour renvoyer au cerveau les conditions nécessaires à la manifestation du sentiment. Quand le cœur est *brisé* de douleur, il souffre réellement, frémit et bat. Quand on a le cœur *gros*, l'angoisse semble le gonfler et rend ses mouvements difficiles. Dans la joie, les mouvements du cœur bondissent et impriment à tous les vaisseaux du corps une circulation puissante et active. La colère, la crainte, l'espérance, l'amour agissent également d'une manière déterminée sur l'organe central de la circulation.

Le cœur est donc, comme l'a fort bien exprimé Claude Bernard, un *muscle paradoxal* qui bat « avant l'apparition du premier rudiment du système nerveux, et jusqu'à la mort, d'un rhythme régulier, involontaire. » Les grandes et vives passions ou émotions de l'âme doivent donc fatalement produire en lui des altérations incurables de sa matière et de ses forces. Aussi bien que le rhumatisme et les autres causes physiques, les causes morales jouent effectivement un rôle déterminé dans la genèse des maladies du cœur.

Ce n'est pas impunément que le cœur physique est doublé d'un cœur moral. L'illustre Corvisart a prouvé que la Révolution et ses bouleversements avaient fait sortir de terre des milliers de malades, dont le cœur, organe éminemment délicat et sensible, avait subi le contre-coup émotionnel du chagrin, de la frayeur, de la tristesse et des constantes préoccupations de ces temps héroïques, mais singulièrement troublés.

De nos jours, l'excitation politique ruine souvent le cœur des orateurs de clubs ou de réunions publiques. On conçoit aisément que les discours prolongés, agités de cris, de bravos et d'interruptions, retentissent d'une manière fâcheuse sur l'organe central de la circulation, celle-ci étant troublée déjà par l'atmosphère chaude et asphyxiante du milieu. C'est véritablement un devoir pour le médecin, à notre époque de *morbus politicus*, d'avertir des dangers qu'ils courent les apprentis-députés et les candidats-ministres dont le cœur n'est point revêtu de ce « triple airain » dont parle Flaccus.

Quand un sujet est prédisposé aux affections du cœur, on doit lui éviter, au même titre que les efforts, les professions pénibles, les refroidissements, la danse, etc., toute espèce de secousses émotives, les chagrins et les querelles, les perturbations nerveuses de tout genre.

Les *cardiaques* ne sont, d'ailleurs, que trop disposés à s'abandonner à la mélancolie et à ses troubles psychiques. Comme l'écrit le grand Broussais, ils éprouvent constamment un sentiment d'inquiétude qui produit la tristesse et rappelle les chagrins que l'on peut avoir eus dans le cours de sa vie, sentiment analogue à la perception ingrate ressentie par la terreur, la honte, l'inquiétude, la timidité... Le malade se croit menacé de malheurs, de calamités : dans ses courts instants de sommeil, il rêve de précipices, de poignards enfoncés dans son sein. Il se remue, s'agite et ne peut trouver position tranquille.

Voilà le revers de la médaille, l'échange de mauvais procédés. C'est l'action inverse d'un cœur physique morbide retentissant sur le cœur moral, affectif. Elle indique bien pour les malades du cœur une hygiène morale serrée.

Sur cette hygiène morale se greffe une hygiène physique. Les hommes qui souffrent du cœur doivent vivre dans un milieu domestique paisible (s'efforcer de réaliser ce difficile programme : *être bien marié*). Ils resteront dans une température moyenne et uniforme. Evitant les climats secs, recherchant une humidité relative, ils s'efforceront d'habiter les régions tempérées des vallées et des plaines, protégées contre les vents. Ils éviteront la marche ascensionnelle, l'exercice musculaire exagéré ou prolongé (chasse, gymnastique, escrime, équitation, patinage.) Ils réduiront le plus possible les excitations sexuelles. Les femmes fuiront la grossesse, qui hypertrophie le cœur et comprime l'aorte et le diaphragme.

Les *cardiaques* se prémuniront soigneusement contre tous les accidents ; par la douleur et les hémorrhagies qu'ils déterminent, ils leur sont souverainement nuisibles. Ils éviteront les travaux excessifs de l'esprit pour se livrer à un travail intellectuel tranquille et modéré. Leurs vêtements seront peu serrés, et la circulation ne sera pas entravée par des jarretières, bretelles, ceintures ou corsets.

L'alimentation sera légère et de facile digestion. Le régime azoté, les potages, légumes, viandes sans graisse, poissons, œufs, herbes, fromages, fruits, en feront les frais. Comme boissons, il faut recommander l'eau rougie, la petite bière et surtout le lait. Le cardiaque s'abstiendra de vin blanc, de vin généreux, d'alcool, d'eaux gazeuses et d'eaux minérales.

On lui permettra le café, à petites doses, *s'il n'a pas de palpitations*: mais le tabac, qui agit sur le cœur en affaiblissant ses battements, le tabac devra être sévèrement interdit. Tout ce qui peut entraîner l'indigestion, la dyspepsie et la pléthore abdominale sera soigneusement évité. Les troubles de l'estomac entravent l'action du cœur, et les secousses du vomissement doivent être, à tout prix, évitées à ceux qui souffrent d'une maladie de cet organe. Un purgatif léger de temps à autre rétablira sans danger l'équilibre circulatoire...

TATOUAGES

Le tatouage joue un certain rôle dans l'histoire de la criminalité. Nos lecteurs l'ont vu, à l'occasion de la récente condamnation à mort. « Mort aux vaches » (*vaches* signifiant, dans l'argot des bagnes, *les représentants de police*) : telle était l'intéressante devise que portait, à l'état indélébile, le jeune Meerholz, dit le « Pacha de la Glacière », que la justice livrera bientôt aux mains habiles de M. Deibler.

Dans l'histoire de la famille humaine, les mutilations de la peau occupent une large place. Aussi loin que l'on remonte dans les annales du monde, on retrouve ces pratiques bizarres, à l'aide desquelles on imprime au tégument externe les modifications les plus variées. Chez les Égyptiens et les Hébreux, dans les histoires grecque et romaine, apparaît également cette importante espèce de mutilation ethnique, les idolâtres se tatouent la figure de leurs divinités, les esclaves le nom

16.

de leurs maîtres, et souvent les soldats celui de leurs généraux, à ce que nous apprend Vegetius.

Aujourd'hui, l'on peut dire que le tatouage est le
vêtement des sauvages et des criminels. Chez les prostituées, il manque rarement ; et la prison Saint-Lazare
possède un album photographique qui ferait la joie
de plus d'un *dilettante.* Notre maître et ami le docteur
Chéron possède actuellement dans son service une malade ayant, sur chacun des seins le portrait *équestre*
d'un garde municipal orné de ce simple mot, éloquent
dans sa simplicité: « OCTAVE ! »

C'est vraiment par suite d'un mystérieux atavisme,
que nous voyons le tatouage envahir la population criminelle civile ou militaire qui peuple les pénitenciers
et les bagnes. L'oisiveté et la vanité sont mères de ces
pratiques, pour lesquelles on brave les accidents locaux les plus graves; de même, pour satisfaire leur
idéal de beauté et leurs étranges aspirations esthéti-
ques, les Polynésiens exécutent sur leur peau des mutilations si profondes, qu'elles altèrent toujours leur
santé et peuvent parfois causer leur mort ! Quant aux
emblèmes choisis par les bagnes et les bataillons de
discipline, M. Lacassagne les divise en tatouages histo-
riques, érotiques, professionnels, militaires, patriotiques
et religieux. Il prétend distinguer facilement, par les
caractères des tatouages, le degré de criminalité générale du tatoué, le nombre de ses condamnations et de
ses années de prison. Le plus souvent on trouve chez
les criminels, outre les inscriptions amoureuses et les
vignettes pornographiques, les devises « *Pas de chance* »

« *Enfant de malheur* » ou bien des portraits d'individualités célèbres: Napoléon, Mac-Mahon, Paul de Cas-
sagnac, Sarah Bernhardt, Jeanne Granier.

Il existe de nombreuses méthodes de tatouage. Celui par piqûres est le plus répandu et le plus ancien.
C'est lui que la tradition a perpétué, jusqu'à nos jours,
chez les marins, soldats et dans certains corps de métiers (tailleurs de pierres, mineurs). En Algérie, les
femmes mauresques illustrent ainsi la peau des enfants
ou celle des adultes. Elles se tiennent sur les marchés,
et, pour des honoraires variables (en argent ou en nature) elles pratiquent, à l'aide du charbon pilé, du
bleu de blanchisseuse ou de l'encre de Chine, divers
dessins dentelés, enluminures bizarres, têtes énergiques d'Arabes, inscriptions du Koran, etc., etc., dans
les différentes parties du corps des patients. Seules, les
représentations de sujets vivants leur sont interdites
par la religion. En Polynésie et en Malésie, des femmes
ou des prêtres opèrent d'une manière analogue. A
Taïti, surtout, le dessin est fort élégant. Aux Marqui-
ses, les tatouages diffèrent selon l'état social: les veu-
ves, les esclaves, les guerriers, sont tatoués diversement. Chez les sauvages, ces pratiques constituent,
d'ailleurs, de véritables décorations honorifiques, et Dumont d'Urville a décrit, à cet égard, le rituel des Néo-
Zélandais.

Au Japon, les plongeurs se couvrent la peau d'un
tatouage très serré, dans le but étonnant d'effrayer les
poissons anthropophages! De même, les Annamites
impriment sur leurs mollets des têtes de tigre, pour

arrêter, pensent-ils, les attaques du grand carnassier.

Chez les nègres, on pratique le tatouage par « mouchetures », qui sert essentiellement à différencier les tribus. Le tatouage « par cicatrices » consiste, d'après Magitot, en incisions étendues, dont on éloigne les bords, pour que la cicatrisation laisse sur la peau des plaques blanchâtres. C'est le tatouage des invasions barbares ; d'après Ammien Marcellin, les cavaliers d'Attila avaient le visage ainsi cicatrisé.

Le tatouage le plus barbare est celui par *ulcération* ou *brûlure*. Analogue à la *marque* des chevaux, des esclaves et des anciens forçats, il est fort douloureux, mutile et tord les téguments, et les transforme en groupes de végétations et de champignons étranges. C'est l'ornement du front des Tasmaniens ; ce sont les épaulettes des Australiens, les étoiles lombaires ou fémorales des Zoulous. Enfin, le tatouage sous-épidermique consiste à passer sous la peau des fils enduits de graisses et de suie : c'est l'ingénieux procédé qu'a trouvé le premier Nordenskjold chez les peuplades du pôle ; ce procédé est spécial à ces peuplades, qui devraient bien prendre un brevet.

D'après les tatouages, on distingue très bien géographiquement les groupes ethniques ; on les répartit, on les classifie. Dumont d'Urville dit que le tatouage ajoute de l'énergie aux traits du visage, éloigne les moustiques, et qu'il endurcit la peau contre les intempéries saisonières et les outrages des ans. Mais le vrai but du tatouage, c'est de révéler instantanément, mieux que toute autre décoration, et sans le secours des unifor-

mes, la condition et le rang de ces hommes inférieurs.

La pratique du tatouage est dangereuse. Elle peut
causer des abcès, des érysipèles, et même le tétanos.
Feu Tardieu, et surtout notre ami le docteur Robert
ont cité des cas de syphilis transmis ainsi, soit parce
que le tatoueur syphilisé tient son aiguille entre ses
dents, soit parce qu'il délaie l'encre dans sa propre
salive. Aussi, dès 1860, le directeur du service de
santé de la marine a-t-il, par une circulaire motivée,
engagé nos matelots à renoncer au tatouage, à ses pom-
pes et à ses œuvres. Dans l'armée, au contraire, on a
cherché dernièrement à créer un tatouage d'utilité.
Vous savez tous, lecteurs, que la perte du sang est la
principale cause de mort des blessés sur les champs de
bataille. Or, pour arrêter les hémorragies, il faut le secours médical immédiat la compression de l'artère.
Mais où est l'artère ? Il faut être anatomiste pour le
savoir... Le médecin militaire Comte a pensé qu'en
tatouant le trajet des gros troncs artériels, on indiquerait ainsi nettement le point où se doit comprimer
chaque artère. Voilà un tatouage utilitaire, que l'on
peut pratiquer sur le soldat, comme on pratique la re-
vaccination ! Il est, naturellement, indélébile, et c'est
même son grand défaut.

L'indélébilité est, d'ailleurs, le caractère spécial du
tatouage en général. Chacun a vu des dames, furieuses d'être marquées à la face, pour leur vie par un tatouage dû au taffetas noir d'Angleterre, appliqué acci-
dentellement sur une petite plaie du visage. Profitons-

en pour recommander d'employer toujours les taffetas rose ou blanc, selon le conseil du docteur Grandclément (d'Orgelet), notre vénéré confrère.

Une marque indélébile, du reste, est toujours regrettée. On dit que les fils du prince de Galles, pendant leur apprentissage de mousses, se sont fait tatouer. Ils le regretteront, à coup sûr. Nous leur souhaitons des regrets moins amers que ceux du roi Bernadotte. Un jour que ce prince hésitait à laisser pratiquer sur son bras une saignée nécessaire, son médecin lui en demanda la cause : — « Jurez, lui dit Bernadotte, de ne révéler à personne ce que vous verrez sur mon bras. » Le médecin jura, et découvrit aussitôt un superbe bonnet phrygien gravé sur le bras royal, avec cette inscription : *Mort aux rois !*... Cette histoire est dédiée aux opportunistes, du moins à ceux qui seraient tentés de faire tatouer sur leurs bras leurs opinions politiques successives. Hélas ! les opinions se changent plus facilement que les tatouages !

L'HYGIÈNE DE L'ŒIL

Notre savant collègue, le Dr Mathias Roth, en sa qualité de trésorier de la *Société pour la prévention de la cécité*, demandait par une lettre récente, le concours de la *Société d'hygiène* pour l'élaboration du programme d'un prix de 2,000 fr. destiné à récompenser l'auteur du meilleur travail sur la prévention des maladies entraînant la perte de la vision.

« L'œil est le plus beau joyau du corps, » écrivait notre vieux Charron. « La vue est le roi des sens, » ajoute Gerdy. Mais le royal organe est aussi délicat, pour ainsi dire, qu'il est compliqué; les causes de la cécité, presque aussi nombreuses que les maladies elles-mêmes, embrassent, pour ainsi dire, toute la pathologie.

Cependant une récente statistique, portant sur un nombre considérable d'observations, démontre que, sur cent aveugles, un tiers eût pu guérir par une opération, un tiers par l'observation des lois de l'hygiène ; un tiers seulement resterait incurable. L'importance de l'hygiène et la bienfaisante influence de ses lois se démontrent ici d'elles-mêmes.

Pour conserver l'intégrité du sens visuel, il importe d'abord, au plus haut point, de suivre les préceptes d'hygiène générale. Eviter les excès d'alcool et vivre habituellement dans la sobriété ; ne pas habiter les lieux humides ; s'abstenir des abus de tout genre, etc., etc., voilà des conditions indispensables et dont il est superflu de faire ressortir l'importance.

Il faut veiller avec soin sur les yeux des nouveau-nés, les tenir très propres, éloigner leurs berceaux de la vive lumière, empêcher les bébés de se frotter les paupières, comme ils le font, à poings fermés ; courir enfin chez le médecin dès que la moindre irritation menace l'organe visuel de ces petits êtres. Car le mal chez eux fait des progrès rapides et l'on ne saurait trop hâter les soins.

Les adultes redouteront pour leur vision les effets du froid et de la chaleur ; ils fuiront également la lumière vive et l'obscurité : ils n'abuseront jamais de leurs yeux et les reposeront fréquemment. Le passage brusque de l'obscurité à la lumière vive du matin est au plus au haut point nuisible à la vue. On évitera donc de placer son lit en face des fenêtres : « La nature, a dit Bonvalet, est admirable dans les graduations crépusculaires du soir et du matin : imitons la prudence de la bonne nature. » L'habitude de se frotter les yeux au réveil doit être abandonnée ; elle rougit les paupières, comprime l'œil et l'enflamme, et finit presque toujours par amener la calvitie ciliaire. Le matin, on lavera ou plutôt on bassinera doucement avec de l'eau fraîche l'organe visuel encore endormi, et l'on se mettra au travail.

Le travail du matin est, en effet, le moins nuisible à la vue. Mais il faut le faire dans de bonnes conditions d'hygiène. Le jour sera doux, le cabinet de travail sera dépourvu de peintures blanches, de glaces, de dorures; les murs seront tapissés de papier grisâtre ou verdâtre. La vue demande à être fréquemment reposée: on variera donc les positions du travail. Le travailleur de cabinet fermera les yeux de temps en temps ou les promènera au loin pour éviter les dangers de l'application soutenue du regard; il usera le moins possible de loupes, microscopes, etc... S'il a besoin de lunettes, il consultera un bon oculiste.

Nous ne saurions entrer ici dans les détails: nous dirons seulement que le *monocle* est généralement mauvais, parce qu'il rend la vue inégale; et qu'il ne faut pas ôter *brusquement* les verres colorés, si l'on en porte, dans un endroit naturellement ou artificiellement bien éclairé. Il faut éviter de lire en voiture, parce que la mobilité des objets fatigue la rétine: en chemin de fer, point n'est besoin d'écrire qu'il faut tourner le dos à la locomotive, si l'on veut éviter les corps étrangers de l'œil.

Les hommes de lettres, dessinateurs, horlogers, tailleurs, compositeurs d'imprimerie, couturières, fleuristes, etc., ne doivent pas abuser de leur vue. Ils ne s'appliqueront pas au travail après le repas. Ils lotionneront leurs yeux à l'eau fraîche, dès qu'ils se sentiront la tête lourde, les tempes sensibles, les paupières pesantes et

17

rougies, les yeux pleins de picotements douloureux. L'abus de la lumière artificielle est des plus nuisibles. Les rayons jaunâtres ou rougeâtres de la lampe ou du bec de gaz fatiguent incomparablement plus que les rayons solaires.

L'abat-jour diminue, il est vrai, dans la lampe, la nocuité des rayons lumineux, mais il ne supprime point les inconvénients de la chaleur développée ni de l'acide carbonique dégagé par la combustion. Quant à la lumière électrique, elle ne saurait être pratique en chambre. Employée comme lumière diffuse, elle est fort utile dans les ateliers, favorable à l'hygiène de l'ouvrier parce qu'elle développe peu de chaleur et n'émousse point la sensibilité de la cornée. Inutile de dire qu'il ne faut pas fixer un foyer de lumière électrique, même lorsqu'il est tamisé par un globe opalescent.

Nous ne reviendrons pas sur la myopie scolaire, dont nous avons longuement entretenu nos lecteurs.

Les ouvriers exposés aux poussières et aux vapeurs irritantes (boulangers, cultivateurs, blanchisseurs) sont très sujets à des irritations extérieures de l'œil. La cataracte atteint surtout les travailleurs soumis à des températures excessives et à des sudations abondantes (verriers, asphaltiers, sucriers).

Voici d'ailleurs, pour la prévention de la cécité, le programme que nous avions tracé, comme rapporteur de la commission spéciale nommée par la Société française d'hygiène:

1° ETUDE DES CAUSES DE LA CÉCITÉ.

A. *Causes héréditaires*: Syphilis, mariages consanguins, etc...

B. *Maladies du premier âge*. Ophtalmies de diverses natures...

C. *Influence des fièvres éruptives.*

C. *Période de la vie de 8 à 18 ans*. L'école — L'atelier — Blessures et Accidents — Ophtalmie sympathique.

E. *Age adulte et vieillesse*: Myopie progressive — Influences diathésiques — professionnelles — climatériques, etc... Intoxications.

2° TRACER, POUR CHACUNE DE CES CATÉGORIES DE CAUSES, LES MOYENS LES PLUS PRATIQUES DE PRÉVENTION.

LE DALTONISME

On appelle ainsi une maladie de la vision qui consiste dans la confusion des couleurs et dans l'impossibilité de distinguer certaines d'entre elles les unes des autres. Le nom de *daltonisme* vient du célèbre physicien Dalton, qui étudia sur lui-même cette curieuse maladie, puisque, en fait de couleurs, il ne distinguait que le jaune et le bleu.

C'est généralement pour le rouge que le daltonien est aveugle; il ne distinguera pas, par exemple, un bâton de cire d'Espagne étalé sur un tapis de verdure. Mais le plus souvent, il y a également cécité pour le vert, qui est confondu avec le bleu.

La confusion des couleurs est évidemment très fréquente, lorsqu'il s'agit de nuances d'une coloration moins tranchée que les sept couleurs fondamentales du prisme solaire. Il est certain que de nombreuses per-

sonnes ne peuvent arriver, malgré leur bonne volonté,
à distinguer le violet du lilas. L'acuité du sens visuel est diminuée chez ces personnes, pour la vision
des couleurs, quoique la conception puisse en être,
cérébralement, conservée. Les aveugles eux-mêmes
peuvent, d'ailleurs, jusqu'à un certain point, arriver
à la conception psychique des couleurs, et chacun
connaît l'histoire de cet aveugle de naissance qui com-
parait le rouge écarlate au son retentissant du clai-
ron.

Les lacunes dans le jeu normal de la vision des couleurs proviennent donc souvent de l'éducation. Comme
l'a dit le poète anglais, l'enfant est le père de l'homme.
Si vous voulez que l'homme sache lire, apprenez l'alpha-
bet à l'enfant ; si vous voulez que l'homme ait des couleurs une perception nette, apprenez à l'enfant à les distinguer.

Et cette comparaison n'est pas oiseuse : on nous a
affirmé, en effet, qu'il existait une certaine méthode de
lecture, dans laquelle les voyelles, et même quelques
consonnes, étaient diversement colorées. Il paraît certain qu'à l'aide de cette méthode l'enfant apprend à différencier les couleurs et que, par suite d'associations
d'idées, il apprend également la lecture plus facilement.

Mais revenons au daltonisme, c'est-à-dire à cette maladie dans laquelle les couleurs fondamentales sont
absolument confondues. D'après le docteur Fabre, plus
de trois millions de Français seraient atteints de daltonisme, et la plupart peuvent être guéris rapidement à

l'aide de simples exercices, pratiqués méthodiquement sur certains objets colorés (tableaux coloriés).

Ce qu'il y a de curieux, c'est que le daltonisme est très rare chez la femme, et que une à peine pour dix hommes est atteinte de la maladie : ce fait n'a pas encore reçu d'explication. La maladie semble éminemment héréditaire et doit même être rangée parmi ces infirmités, dites *de famille*, dans lesquelles les vices morbides sont fidèlement transmis de génération en génération [1].

On comprendra toute l'importance de la question du daltonisme, lorsqu'on saura que de fréquents sinistres ont lieu sur les voies ferrées et maritimes, parce que les aiguilleurs et conducteurs, daltoniens, confondent, sans le savoir, les disques et signaux d'alarme. Depuis de longues années, on est prévenu des dangers qui résultent de l'emploi de daltoniens dans les chemins de fer et dans les transports maritimes ; en 1878, le docteur Fabre, qui est médecin de la compagnie P-L-M., a demandé avec insistance, dans divers mémoires, des examens d'aptitude à discerner les couleurs, obligatoires pour tout individu au service des chemins de fer, de la marine, de l'armée, ainsi que dans les écoles primaires et dans les écoles de peinture.

L'Allemagne et les Etats-Unis soumettent, de-

1. Il existe un daltonisme artificiel et passager produit par l'ingestion de la *santonine*. La santonine (extraite du *semen contra*) fait voir les objets en jaune-verdâtre, non, comme on l'a dit, par coloration du liquide sanguin, mais en paralysant les fibres de la rétine donnant lieu à la perception des autres couleurs.

puis longtemps déjà, à des examens sévères et multipliés, les employés dont le daltonisme est un danger
public permanent. Les autres pays (le nôtre particulièrement) ne se sont décidés que timidement et d'une manière souvent insuffisante à instituer de pareilles épreu-
ves, que tous les hygiénistes réclamaient énergiquement.

Quant à la cure du daltonisme, outre les exercices
méthodiques sur des objets colorés, indispensables
pour développer le *sens chrômique*, il existe un moyen
de corriger ses effets. Ce moyen, découvert par un médecin belge, M. Delbœuf, consiste à regarder à travers
une solution de fuschine, interposée délicatement entre
deux verres.

LA LUMIÈRE ÉLECTRIQUE

La lumière artificielle, soit qu'elle s'obtienne à l'aide de corps gras ou huileux, soit qu'elle se produise par des essences minérales ou par le gaz, présente, au point de vue de l'hygiène, divers inconvénients : les vapeurs irritantes, la vacillation de la flamme, et principalement la viciation de l'air, où s'accumulent en excès (par suite des phénomènes de combustion) la chaleur et l'acide carbonique, — voilà quelques-uns de ces inconvénients. Il est avéré que le séjour prolongé dans des milieux où l'on brûle habituellement du gaz d'éclairage, détermine l'anémie, irrite la poitrine, et finit par compromettre notablement l'équilibre de la santé.

Pour être vraiment hygiénique, la lumière artificielle ne doit pas offenser l'œil, ni l'échauffer ; de plus elle doit être suffisante et vaciller le moins possible. C'est par l'éclairage électrique que ces conditions peuvent, à coup sûr, être le plus complètement réalisées.

Depuis le moment (1813) où l'illustre Humphry Davy réalisa, à l'aide de la pile, l'arc voltaïque, jusqu'à la récente (1870) invention de la machine de Gramme (qui transforme en force électrique l'action motrice), l'éclairage par l'électricité resta presque sans applications pratiques. Lorsque le 5 mai 1878, l'avenue de l'Opéra s'éclaira par la nouvelle lumière, on peut dire que l'étonnement du Parisien fut le même que le 1er janvier 1819, au moment où le resplendissant bec de gaz remplaça les reverbères fumeux du siècle de Voltaire.

Aujourd'hui, presque toutes les capitales ont admis, partiellement du moins, la lumière électrique. Londres et ses brouillards, Munich, Berlin, Amsterdam, Stockholm, Pétersbourg, etc., sont, plus ou moins, éclairés ainsi. Mais, c'est surtout en Amérique que le progrès prit de l'expansion. San Francisco est aujourd'hui presque entièrement éclairé électriquement. San José de Californie est illuminé par six tours électriques hautes de 62 mètres et couronnées par des foyers lumineux munis de réflecteurs, qui portent dans toutes les directions, avec un pouvoir éclairant de plus de 32,000 bougies, les effets du plus brillant clair de la lune.

Les applications de l'éclairage électrique sont très importantes. Les travaux agricoles, maritimes et sous-marins, la pêche, l'éclairage des fêtes publiques et travaux de nuit, les phares et signaux, les opérations militaires, les navires de guerre, etc. : voilà quelques-unes

17.

de ces applications. Pendant la guerre de Tunisie, on
se souvient des services que nous ont rendus les fanaux
électriques de nos cuirassés. L'éclairage des gares, la
photographie électrique, l'éclairage des expositions de
tableaux sont aussi des applications de grande utilité
et de grand avenir. Mais c'est surtout dans les vastes
chantiers de constructions, dans les grands ateliers,
dans les filatures et usines de tissage (où la lumière
du gaz altère les teintes et nuances des tissus), que
l'éclairage électrique est employé avec succès. Il en est de
même de certains métiers, comme celui de typogra-
phe, que nous avons baptisé « un sous-secrétaire d'E-
tat de la République des lettres ». — Dans les ateliers
de composition typographique, le gaz frappe sur la
tête de l'ouvrier (qui a besoin de beaucoup de lumière),
et échauffe considérablement les locaux, d'une aération
souvent difficile. La lumière électrique par incandes-
cence, qui est exempte de rayonnement calorifique, s'applique donc admirablement au travail des « casses ». Les
ouvriers peuvent ainsi travailler dans un milieu frais,
non vicié, dépourvu d'odeur, avec une grande facilité,
outre que les dangers d'incendie et d'explosion se trouvent singulièrement diminués...

On dit ordinairement : « La lumière électrique
éblouit. » Le soleil aussi, lorsqu'on le fixe. Si l'on ne
fixe pas l'arc voltaïque, il est sans aucun danger pour
la vision. De diverses enquêtes faites chez les ouvriers
par des oculistes renommés (notamment par Her-
mann Cohn dans les ateliers Siemens, à Berlin), il résulte, que chacun est fort content de l'éclairage électri-

que et que personne ne se plaint *même de fatigue passagère*. L'important, c'est que la source lumineuse (si
intense soit-elle) ne frappe point directement l'œil : Her-
mann Cohn conclut en affirmant que l'électricité est
nécessaire pour éclairer ceux qui ont besoin de beaucoup de lumière (ateliers de broderie) ou d'une lumière artificielle prolongée (ateliers en général, écoles).

Nous ne voulons point omettre ici les applications de
l'électricité dans les théâtres. Avec l'éclairage au gaz,
les incendies et les explosions y sont fatales : c'est
Charles Garnier lui-même qui en a fait le précieux aveu.
Plusieurs salles et scènes emploient avec succès la lumière électrique, qui a fait, en scène, sa brillante et
déjà lointaine apparition en 1846, à la première du
Prophète, par un effet de soleil qui étonna tout le
monde. Il y avait cependant loin de ce médiocre effet
aux resplendissants bijoux portés par les danseuses de
la *Farandole*. C'est à M. Gustave Trouvé, un ingénieur
aussi savant que modeste, qu'est due cette dernière
application de l'électricité lumineuse. Nous nous sou-
venons qu'en 1879, au cinquantenaire de l'École cen-
trale, Trouvé illumina, par transparence, l'intérieur
d'un brochet, à la grande stupéfaction de tous, et du
brochet surtout.

Ce Français a également rendu de grands services à
la médecine, non seulement par sa galvano-caustique,
mais par la récente invention de son *photophore* frontal, ingénieuse application de la lampe à incandes-
cence dans le vide, dont les médecins se servent tous

les jours maintenant, pour l'éclairage intense de certaines cavités : larynx, nez, oreilles, yeux, bouche et
dents, etc... Les graveurs et les horlogers, les pompiers,
les gaziers qui réparent les fuites de gaz pendant la
nuit, les aéronautes, les mineurs, les plongeurs, les
musiciens forcés de jouer la nuit, sans éclairage suffisant pour leurs partitions, se servent aussi du photophore, dont les bijoux lumineux des danseuses ne
sont qu'une application charmante autant qu'impré-
vue.

L'HYGIÈNE DE L'OREILLE

L'hygiène de l'oreille a une importance fondamentale. L'ouïe est, en effet, le sens social par excellence, le véritable précepteur de la parole. L'oreille, que les poètes aiment à nommer *le chemin du cœur*, est vraiment l'organe le plus immédiat de l'intelligence, selon l'heureuse définition de Bernardin de Saint-Pierre.

Il est donc capital de maintenir dans une fine intégrité la fonction auditive. Nous avons décrit ici, il y a quelque temps, les misères des sourds. Eh bien ! la moitié au moins des cas de surdité dérivent de la négligence des lois de l'hygiène, surtout durant la tendre période de la première enfance. Que de sourds préparent pour l'avenir les maladroites applications du forceps, le catarrhe nasal chez le nouveau-né, les chutes sur la tête chez le nourrisson !...

Dans la première enfance, il faut, tous les jours,

laver les oreilles de l'enfant avec de l'eau bouillie et
tiède, légèrement chargée de bicarbonate de soude. Il
faut employer, pour cela, une tige de bois, garnie d'un
peu de coton, et éviter surtout d'introduire dans le conduit auditif des corps pointus : le tympan, très superfi-
ciel à cet âge de la vie, en serait infailliblement lésé.
C'est principalement aux époques des poussées dentaires qu'il faut surveiller chez les bébés l'état des
oreilles. On évitera au petit être les refroidissements,
l'humidité, les transitions brusques de température.
Tout est aquilon chez le nouveau-né, et le froid est,
du reste, à tout âge, le plus cruel ennemi des oreilles.
Il faut également se garder de comprimer ces organes
par un bonnet trop serré, comme le font trop souvent
les mères, dans le but esthétique de rapprocher les
oreilles de la tête. Enfin, on épargnera à l'enfant les
bruits violents, dont les vibrations peuvent ébranler le
nerf acoustique, chez lui fort sensible. Une surveillance
attentive l'empêchera d'introduire dans ses oreilles
des corps étrangers. On soignera immédiatement tout
écoulement du conduit auditif, sans écouter les conseils des *bonnes femmes* s'écriant qu'il faut respecter
cette « santé des enfants ! » Si l'on obéit à la mode absurde de percer les oreilles, il faut, pour cette petite
opération, attendre quelques années : le lymphatisme,
tempérament naturel de l'enfant, cause fréquemment
des inflammations graves du lobule percé, inflammations auxquelles succèdent les cicatrices les plus vicieuses.

A mesure que l'enfant avance en âge, la sécrétion

cérumineuse du conduit auditif augmente. Il faut continuer les soins de propreté; mais *sans insister* pour enlever toute cette sécrétion, dont le rôle protecteur sur le tympan et sur l'oreille profonde ne saurait être méconnu. Il faudra soigner avec sollicitude les angines et les coryzas de la jeunesse, d'où résultent si fréquemment des complications pour les organes auditifs. On surveillera l'état des oreilles principalement dans les fièvres éruptives: rougeole, scarlatine, variole; dans la fièvre typhoïde et dans les maladies aiguës de la peau, telles que l'eczéma impétigineux (gourmes), etc... On prendra garde aux angines répétées et aux catarrhes chroniques des fosses nasales, qui retentissent volontiers sur les organes de l'ouïe.

Pour éviter, d'ailleurs, les catarrhes du nez et de la gorge auxquels le jeune âge est si prédisposé, il faut aguerrir l'enfant aux variations météoriques, en lui coupant les cheveux court et en lui laissant le cou découvert; en substituant les oreillers de crin à ceux de plume, en introduisant à l'orifice du conduit auditif une boulette de coton, non pressée, et qu'on aura soin de changer fréquemment. Une surveillance attentive empêchera d'oublier dans l'oreille des fragments de cette substance qui s'y enfoncent parfois profondément, et causent plus tard la surdité.

Certains insectes s'introduisent parfois dans les oreilles. Une injection tiède d'huile d'amandes douces tuera ces bestioles et les entraînera au dehors. Et surtout nous recommanderons, selon les conseils de notre savant confrère le docteur Baratoux, de ne jamais mettre, comme on le fait dans ce cas, de l'éther dans les oreilles!

Certaines professions, les plongeurs, les artilleurs, sonneurs de cloches, meuniers, fondeurs, lamineurs, chaudronniers, etc., pour éviter les effets déchirants que produit sur le tympan la compression de l'air, doivent prendre de grandes précautions; les canonniers ouvriront la bouche au moment des détonations; les ouvriers exposés aux bruits excessifs garniront de coton leurs oreilles. Enfin les verriers, boulangers, chauffeurs et surtout les mécaniciens de chemin de fer, prendront les plus minutieuses précautions contre les brusques alternatives de température, si nuisibles à l'organe de l'ouïe. Il faut, toutefois, blâmer l'usage habituel du foulard noué sous le menton et plus ou moins serré. Cette pratique agit à la façon de la lutte chez les hercules: elle aplatit et rétrécit peu à peu le conduit auditif. C'est pour cela, d'après le docteur Moure, que les femmes du peuple, dans certaines régions du Midi, sont toutes sourdes; la cornette fortement serrée a la même action nuisible chez les religieuses. D'ailleurs l'accumulation de bouchons cérumineux vient ajouter peu à peu son effet à celui de la compression chronique des conduits.

Lorsqu'on est obligé d'infliger à un enfant une correction manuelle, il faut éviter absolument l'application d'un soufflet sur l'oreille. La brusque compression de l'air amène alors souvent des ruptures du tympan. Inversement, on a cité des cas de surdité survenus à la suite de baisers sur l'oreille. Le mécanisme est ici doublement inverse: d'abord, par le sentiment qui l'a dicté; et, ensuite, parce que, au lieu de la compression, c'est le vide, ou la décompression qui agissent sur la membrane tympanique pour la crever.

Certains sujets sont atteints de bourdonnements d'oreilles, et cette infirmité est si insupportable que les malades lui préfèrent, sinon la mort, du moins la surdité complète. Selon le docteur Lévi, les bourdonnements indiquent un régime sévère. Il faudra éviter toutes les causes congestives, les travaux exagérés, les discussions irritantes de la politique, les vives émotions, les excès bachiques et l'abus des plaisirs de l'amour. Les malades affectés de bruits dans les oreilles chercheront la tranquillité, loin de l'air confiné ; ils vivront à la campague, et la tempérance sera pour eux la médecine la plus sûre. Dans les convalescences, après les fièvres graves, à la suite des grands chocs physiques ou moraux, on devra aussi sévèrement imposer à l'ouïe le silence et le repos. Les sujets nerveux et impressionnables devront fuir les sons aigus et les timbres agaçants, très nuisibles à leurs oreilles.

Que dire, que penser du tabac à priser qui est censé éclaircir la vue, l'ouïe, etc..., si nous en croyons les « ennemis d'Aristote et de sa docte cabale » ? Le tabac à priser est assez indifférent. Toutefois, chez les sujets atteints d'inflammation de la caisse du tympan, il est très nuisible. Son usage entretient, en effet, une irritation catarrhale persistante du nez et de la gorge. Cette irritation se transmet aisément à la trompe d'Eustache, et de là dans l'oreille moyenne du sujet.

LA SURDITÉ

CHEZ LES EMPLOYÉS DE CHEMINS DE FER

Tout à l'heure, nous exposions la question du *daltonisme*, cette singulière affection dans laquelle les sensations colorées sont troublées et confondues : nous insistions sur les dangers de cette anomalie visuelle pour la sécurité des voyageurs, lorsqu'un employé daltonien est préposé au maniement des signaux et des disques colorés. A la suite de nombreuses communications faites par les sociétés savantes françaises et étrangères, les compagnies de chemins de fer se sont décidées à un examen sévère de leur personnel au point de vue de la vision. On a ainsi trouvé une énorme proportion de daltoniens : 10 pour 100 en moyenne pour la France. On comprendra aisément l'importance du daltonisme dans les chemins de fer, puisque la confusion des couleurs a lieu surtout pour le *rouge*, communément employé dans les signaux. On cite toujours à ce sujet l'amusant exemple de l'un de nos confrères, qui faillit manquer son mariage parce qu'il se présenta un jour chez sa future avec un pantalon rouge écarlate et qu'il croyait gris-perle!

Aujourd'hui, ce n'est plus du daltonisme qu'il s'agit, puisqu'il est recherché avec le plus grand soin dans les examens d'entrée que subit le personnel des Compagnies : les accidents et collisions résultant du daltonisme ont, d'ailleurs, singulièrement diminué. Dernièrement le docteur Terrillon, s'appuyant sur les travaux de MM. Moss (d'Heidelberg) et Burckner (de Goettingen) a décrit chez les mécaniciens, chauffeurs, aiguilleurs, gardes-barrières, etc., une affection spéciale de l'oreille, qui altère la sensation auditive et devient ainsi fertile en inconvénients sérieux. L'intégrité de l'ouïe, qui permet d'entendre les signaux du sifflet et de la sonnerie télégraphique est, en effet, indispensable aux employés et, conséquemment, à la sécurité publique. Le docteur Terrillon a observé plusieurs employés se plaignant de ne pas percevoir les ordres de leurs chefs, de mal entendre le sifflet des locomotives et notamment de croire que ces sifflets proviennent d'un autre côté. Les mécaniciens sont surtout sujets à ces anomalies auditives; elles résultent des courants d'air, des chocs, du bruit des machines répercutés par les bruyants échos des tunnels. Elles sont assez fréquentes, puisque Burckner les a observées sur six mécaniciens, deux hommes d'équipe et seize autres employés.

Conclusions pratiques : les oreilles doivent être examinées avec soin par le médecin chargé de l'examen d'entrée du candidat envoyé par la Compagnie. Cet examen sera noté en détail sur le certificat d'aptitude au service. Les fonctions auditives seront surveillées avec soin chez les vieux employés, notamment les mécaniciens et les aiguilleurs : les observations seront signalées au directeur de la Compagnie.

On ne saurait trop envisager les questions ayant trait aux chemins de fer. Plus élevées que les plus importantes questions d'hygiène publique, elles intéressent directement la vie humaine.

La surdité chez les employés de la voie ferrée nous offre, d'ailleurs, une transition naturelle pour traiter de l'hygiène du voyageur en chemin de fer.

L'HYGIÈNE EN CHEMIN DE FER

Le ministère des travaux publics vient de publier la statistique des accidents survenus sur les chemins de fer français. Sur 1,816 accidents totaux, 426 personnes ont été tuées, 1, 300 blessées; 443 personnes ont été victimes du fait de l'exploitation et 27 d'entre elles ont succombé; 1, 373 sinistres, dont 399 morts, sont imputés par la statistique à la faute des voyageurs et à leur imprudence.

On voit que la proportion des accidents est *bien faible*, surtout lorsqu'on lui compare l'énorme chiffre des voyageurs transportés. Les compagnies de l'Est et du Nord ainsi que les chemins de fer de l'Etat, n'ont pas eu, en 1880, *un seul accident suivi de mort* et imputable au fait de l'exploitation.

Les anciens modes de locomotion exposaient *dix fois plus* aux accidents: la statistique le prouve. La sécurité

des voyageurs s'augmentera encore. Aujourd'hui que
l'on connaît de mieux en mieux les causes des sinistres,
il suffira d'une surveillance et d'un contrôle activement
exercés sur les voies, sur le matériel et sur le personnel,
pour donner aux voyageurs, dont le nombre croît sans
cesse, la presque absolue sécurité.

Pour rester modestement dans notre rôle de chroni-
queur médical, nous voulons esquisser ici l'hygiène du
voyageur en chemin de fer.

Il est inutile d'insister sur l'importance hygiénique
du changement d'air et de la distraction. Mais un voyage
ne saurait être favorable à la santé s'il est entrepris sous
l'empire de préoccupations physiques et morales. Le
voyageur en chemin de fer devra donc être exempt de
tout souci intellectuel comme de toute indisposition
physique. S'il n'est pas dans ces conditions, comment
supportera-t-il les secousses et la trépidation des wagons,
leur air confiné, leurs bruits assourdissants, leur étroi-
tesse qui gêne les mouvements, etc. ? L'anxiété nerveuse
et l'irritation cérébrale ne tarderont pas à s'emparer du
voyageur qui ne jouit pas de la parfaite santé du corps
et de l'esprit.

Il ne faut jamais s'asseoir dans un wagon le corps
étant en sueur, car les courants d'air sont alors surtout
fort nuisibles. Il ne faut pas s'installer dans un compar-
timent fraîchement peint, si par hasard il en existe.
Autant que possible il faut tourner le dos à la locomotive :
on évitera ainsi le vent et les poussières de charbon,
dangereuses pour la vision. Il faut éviter aussi, si l'on
a les yeux délicats, la lecture en chemin de fer, très

fatigante. On fermera les rideaux exposés au soleil, pour protéger également la vue.

L'air des wagons est naturellemeut confiné et insuffisant pour la bonne hygiène du poumon. Il est vrai que la combustion des lampes a lieu à l'air libre, et ne saurait vicier l'atmosphère des compartiments. Mais lorsque ceux-ci sont occupés par plusieurs personnes, l'atmosphère ne tarde pas à devenir *irrespirable*, si les portières restent closes. C'est pour cela qu'une nuit en chemin de fer est si fatigante et si mauvaise à la santé, quand le wagon est resté fermé, contre le bon sens le plus élémentaire. L'haleine de l'homme est vraiment, selon le mot cruel de Jean-Jacques, un poison pour ses semblables.

L'administration devrait exiger, au-dessus des portières des voitures, qu'une ventouse restât constamment ouverte pour la ventilation du wagon. En attendant cette indispensable réforme, nous dirons sans hésiter à nos lecteurs: Ne craignez pas le renouvellement de l'air: laissez *obstinément* une des deux portières toujours ouverte aux trois quarts, malgré les réclamations de ceux qui, sous prétexte d'éviter les rhumatismes, recherchent l'asphyxie; bannissez des wagons, pendant la nuit, les fleurs, causes actives de la viciation de l'air. Enfin, descendez à toutes les stations, pour respirer le grand air.

Cette dernière pratique est utile également pour satisfaire aux besoins naturels, *qu'il ne faut jamais négliger*, et pour déraidir les muscles, soumis à une immobilisation plus ou moins longue. On évitera sûrement ainsi la courbature et le lumbago, qui succèdent aux contractions et aux fatigues des membres longtemps enfermés dans un espace restreint [1]. Pendant le stationnement du train, on établira un courant d'air énergique, dans le wagon déserté, sans craindre alors les névralgies et les maux d'oreille.

Le voyageur devra être habillé de vêtements de laine, légers et amples; il sera muni d'un pardessus, d'une couverture de voyage, et chaussé de pantoufles ou de bonnes bottes fourrées. Il évitera ainsi les vicissitudes climatériques et les oscillations de température du jour et de la nuit.

Si le voyageur part le matin, il ne devra pas être à jeun. Pendant le voyage, il observera la tempérance dans les aliments et les boissons. Il se méfiera des buffets, spirituellement et justement définis par P. Véron: « *Des endroits où l'on vend aux gens qui passent des aliments qui ne passent pas.* » L'estomac est peu tolérant en chemin de fer; impressionné par la trépidation et par les mouvements de *lacet*, cette miniature du *roulis*, il est parfois sujet à une sorte de *mal de mer*, à une intolérance réelle qui lui fait rechercher les aliments légers et faciles à digérer.

En arrivant à destination, si le voyage a été long, rien ne délasse le voyageur comme les ablutions froides du visage, ou le bain tiède complet. Les ablutions froides agissent en décongestionnant la tête: il serait même à

1. Le dossier est, d'ailleurs, trop vertical, trop haut et insuffisamment bombé, pour s'adapter à la courbure dorso-lombaire. Le voyageur ne saurait s'appuyer commodément pour se reposer et dormir. — Il y a, de ce côté, des réformes sérieuses à proposer.

souhaiter qu'on pût les faire le long de la route, dans des cabinets de toilette faciles à annexer aux principales stations.

Le *British medical journal* a raison d'affirmer que la ponctualité dans les chemins de fer ferait sensiblement baisser la mortalité. Il est bien certain que les pleurésies, le surmenage du cœur, l'apoplexie, les indigestions, dyspepsies, etc., sont souvent produits par l'exposition aux courants d'air dans des gares mal installées, les tracas de tout genre, les vexations causées par les retards de trains... L'irritabilité et l'émotivité des voyageurs sont bien connues, et l'on a décrit à diverses reprises les troubles psychiques dus aux chemins de fer, notamment en Angleterre et en Amérique, où l'on voyage beaucoup, longuement et dans de mauvaises conditions de confortable.

LE SOMMEIL ET LES RÊVES

Le sommeil est une période intermittente de repos, d'inactivité physique et intellectuelle, pendant laquelle les fonctions de la vie de relation se suspendent et les fonctions organiques se ralentissent. Le sommeil est vraiment, comme le disent les poètes, le baume réparateur de la vie; sans lui, l'homme serait le plus malheureux des êtres, et la privation du sommeil a été imposée parfois comme un supplice plus douloureux que tous les autres.

Maine de Biran caractérisait le sommeil en le définissant *la suppression de l'état d'effort.* Sans doute, pendant cet anéantissement passager, *frère de la mort,* comme le disaient les anciens, il n'y a pas une suspension complète de la pensée et de la conscience. Leur activité est simplement réduite au *minimum.* De même, dans la syncope, il n'y a pas suspension complète des mouve-

ments du cœur et du pouls, mais singulière diminution
de ces mouvements.

Le sommeil n'est pas seulement le baume réparateur
de la vie, il est une fonction spéciale et indispensable du
cerveau. La suppression du sommeil est donc non seulement un supplice, elle est un danger réel pour tout
être vivant. Lasègue distinguait cinq temps dans le
sommeil naturel : 1° l'appétit du sommeil ; 2° le sommeil
commençant, qui s'étend généralement de onze heures
à une heure ; 3° le sommeil dans son plein, de une
heure à trois heures ; 4° le sommeil décroissant, de trois
à sept heures du matin ; 5° l'appétit du réveil et le
réveil. C'est durant la deuxième période qu'on observe
les terreurs nocturnes des enfants, et dans la troisième,
les cauchemars de ceux qui souffrent du cœur et de
l'estomac.

Précédé d'une sensation particulière de fatigue agréable, le sommeil est caractérisé par la diminution de fré
quence du pouls et des mouvements respiratoires, le
relâchement des muscles, la diminution des sécrétions.
Le sommeil est plus indispensable après les travaux de
l'esprit qu'après les fatigues du corps : le paysan dort
moins en général que l'habitant des villes, parce qu'il
fatigue moins son cerveau. Les organismes jeunes et délicats (enfants, femmes) ont un besoin plus prononcé de
dormir que les adultes bien constitués, surtout lorsqu'ils
sont d'un tempérament bilieux et athlétique. Chez le
vieillard, le sommeil est fragile et incomplet. Quand un
individu bien portant se plaint d'être voué depuis plusieurs jours à une insomnie complète, il faut songer

soit aux prodromes d'une fièvre typhoïde, soit à une affection cérébrale prochaine (folie).

Le sommeil nocturne est bien plus profond, bien plus réparateur que celui de jour, et rien ne nuit plus à la santé qu'une profession qui oblige aux veilles : l'anémie, la faiblesse irritable, le nervosisme, les maladies du cerveau et de la moelle, les palpitations du cœur, etc., s'observent constamment chez les veilleurs de nuit.

La durée du sommeil doit varier entre six et huit heures pour l'adulte ; car l'enfant passe la moitié ou deux tiers de sa vie à dormir, pendant que le sommeil du vieillard est des plus irréguliers et variables. Il faut dormir dans une position horizontale, légèrement inclinée à droite (c'est la situation la plus favorable à la digestion).

Le local destiné au sommeil sera éloigné du bruit, dépourvu de lumière artificielle, d'animaux et de fleurs ; il sera très aéré, soit par un feu flambant de cheminée, soit par une prise d'air sur une autre pièce de l'appartement.

Quelle est la cause intime du sommeil? Les anciens ont émis sur ce chapitre des théories insensées, dont nous ferons grâce à nos lecteurs. De nos jours, Hammond a attribué à l'anémie cérébrale ce que Haller attribuait à la congestion : l'un et l'autre de ces états peuvent se rencontrer chez les êtres qui dorment ; ni l'un ni l'autre ne sont la vraie cause du sommeil. L'hypothèse la plus plausible à cet égard est celle de Preyer : dans les centres nerveux s'accumulent des matériaux de déchet, qui les encombrent et causent le sommeil, jusqu'à ce que le cerveau ait été débarrassé par la résorption de ces maté-

riaux dans le torrent circulatoire. Les substances *excré-
mentielles* qui encombrent ainsi les cellules du cerveau
(et que la chimie n a pas encore complètement définies,
du reste), sont les produits de combustion de l'activité
cérébrale elle-même.

L'habitude, qui tient les rênes de l'organisme animal,
joue un très grand rôle dans la production du sommeil.
Plus l'on dort, plus on veut dormir; on s'accoutume
aussi volontiers à s'endormir juste à une heure fixe,
toujours la même. Dans ce dernier cas, il arrive fréquemment que, la veille dépassant fortuitement cette
heure, l'appétit du sommeil ne se produit plus.

Le rêve consiste en un ensemble mobile, variable et
rapide, le plus souvent confus, fantastique et incohérent,
de tableaux et de sensations, qui rappellent, dans un
désordre plus ou moins complet, des faits déjà connus,
des circonstances déjà traversées. Dans les rêves, l'imagination est vivement surexcitée, pendant que la mémoire disparaît le plus souvent et que le bon sens fait
naufrage. Un bruit insolite, la soif, la faim, le froid, le
chaud, l'abus du café et du thé, etc., agissent souvent
pour produire des songes, généralement en rapport
avec la cause. Lorsqu'on se couche sur le côté gauche,
le foie et les viscères pèsent sur le diaphragme, gênent
ｌe cœur et les poumons, et produisent les rêves les plus
pénibles et les plus bizarres.

Il est bien certain que les rêves ne sont pas toujours
des associations désordonnées d'idées. Les impressions
des sens, vue, odorat, peau, oreilles, influent singulièrement sur les rêves. Scherner cite le fait amusant d'un

jeune homme, qui murmurait son nom à l'oreille d'une maîtresse cruelle, pendant qu'elle dormait. Elle s'habitua ainsi à rêver de lui, et les sentiments de la dame changèrent du tout au tout à l'égard du jeune homme. Un homme rêve qu'il est paralysé, aveugle, et son rêve se réalise quelques jours après. La crainte de la mort prochaine caractérise également les songes des sujets atteints de maladie de cœur. Des rêves d'incendie et de sang précèdent souvent, tout le monde peut le remarquer, les états congestifs et les hémorragies. Les prodromes ordinaires de la fièvre typhoïde sont marqués par des rêves tristes, semés dans un sommeil rare. La méningite a des rêves douloureux et effrayants : « Maman, on me coupe! » — Voilà le type du rêve chez un pauvre enfant, qui succombe, quelques jours après, à cette odieuse maladie.

Le caractère des individus est souvent mis à nu dans les songes. Le gourmand rêve noces et festins; l'avare, pièces d'or et billets de banque; l'ambitieux, décorations et places. De plus, les préoccupations de la « lutte pour la vie » se reflètent généralement dans les rêves : le professeur rêve qu'il ne sait pas son cours; le comédien, qu'il a oublié son rôle; le médecin, qu'il a omis des visites.

La douleur physique agit dans la production de certains rêves; un individu qui souffre d'une angine rêve qu'on l'étrangle ou qu'on le pend; Descartes, piqué par une puce au sein gauche, rêve qu'on lui perce le cœur d'un poignard; Alfred Maury reçoit sur son cou la patère de son lit et rêve qu'on le guillotine pendant la Terreur; un savant (dont le nom nous échappe) rêve

qu'une vipère le mord au mollet droit: le lendemain
apparaissent à cet endroit les premiers signes d'un an-
thrax mortel.

Dans les maladies, le rêve est souvent un symptôme
que le médecin étudie utilement. L'explosion de la rage
est précédée de rêves affreux. Dans la chlorose et l'anémie, les rêves sont gais et agréables ; les malades enten-
dent le murmure des ruisseaux, le chant des tourterelles,
etc. L'illustre Longet attribue ces rêves aux bruits que
fait le sang des chlorotiques en circulant dans les artères
de leur cerveau. Dans les maladies du cœur, les rêves
sont ordinairement remplis d'angoisses et de terreur, et
fréquemment interrompus par des réveils en sursaut.
Dans l'alcoolisme, les rêves, souvent continués par des
hallucinations, offrent en général le caractère *profession-
nel,* c'est-à-dire qu'ils sont en rapport intime et caractéristique avec les occupations journalières du malade. Les
alcooliques voient souvent aussi en songe des animaux
noirs, informes, dégoûtants ; des rats, des serpents ; ils
voient aussi des lumières; de l'eau qui coule ; ils ont la
sensation du vide. Zola a résumé (avec autant de
talent littéraire que de précision scientifique) ces caractères du rêve alcoolique, lorsqu'il met dans la bouche
de Coupeau les pages de conceptions délirantes que tous
nos lecteurs connaissent. Les rêves des alcooliques sont
suivis d'un réveil plein d'horreur et d'anxiété ; en dehors
des rêves l'insomnie est complète chez eux.

Notre éminent maître le Dr Moreau (de Tours), aimait
à comparer le rêve à une folie passagère, et, inversement
la folie était le rêve de l'homme éveillé. Le rêve succède

souvent à une excitation corporelle ou mentale excessive.
disait que D'après Ribot, il existerait un centre cérébral
de *volition*, tout comme il existe un centre du langage
dans la troisième circonvolution du lobe frontal. Ce
centre serait paralysé dans le rêve. S'il est quelque
chose d'oblitéré dans le songe, à coup sûr, c'est le sens
moral. Nous commettons, en rêve, les forfaits et les
crimes les plus affreux sans jamais éprouver une lueur
de remords. Chacun, du reste, a sa manière de rêver
comme sa manière d'être, et le songe existe non seulement chez l'homme, mais encore chez toutes les bêtes
un peu civilisées (chiens de chasse).

Un ingénieux savant, le docteur Delaunay, vient de
rendre compte à la Société de biologie de ses investiga-
tions sur les rêves. Nous les résumerons brièvement,
nous réservant d'y revenir. Quand on ne rêve pas d'habitude, il suffit, pour rêver, de dormir la tête couverte.
Si l'on se couvre le front d'une plaque d'ouate, les rêves
perdent leur caractère incohérent et désordonné, pour
revêtir une allure intelligente. Si l'on se couche la tête
basse, on rêve; si c'est sur le dos, les rêves sont sen-
soriels, colorés, mouvementés, lascifs (congestion du
cervelet et de la partie postérieure de l'encéphale). Les
rêves que l'on fait couché sur la partie droite du cerveau
sont illogiques, absurdes, puérils, menteurs; sur le cerveau gauche, ils sont plus intelligents et touchent à des
faits récents; enfin les discours y jouent fréquemment un
rôle (on sait que la faculté de langage ou de coordination de la parole a son siège localisé dans la troisième
circonvolution cérébrale du lobe frontal *du côté gauche.*)

Et maintenant, chers lecteurs, essayez et contrôlez. C'est facile et peu coûteux.

Le professeur Ball vient de décrire, sous le nom de *Rêves prolongés*, un singulier et, paraît-il, assez fréquent état physiologique, où le sommeil projette, pour ainsi dire, son ombre sur la veille. Nous connaissons tous des personnes chez qui les rêves se mêlent si intimement à la réalité, qu'elles n'osent jamais affirmer un fait quelconque, dans la crainte de l'avoir rêvé. M. Ball rapporte *in extenso* l'observation d'un homme intelligent, qui passait ainsi sa vie à raconter des récits mensongers et imaginaires. Il rêvait qu'il avait à subir un concours, qu'il devait se battre en duel; puis il s'imaginait que ses rêves étaient la réalité et il en devenait le premier la dupe.

De semblables états mentaux atténuent singulièrement la responsabilité humaine. S'ils ne sont pas la folie, ils en sont tout au moins les confins ou les frontières.

FIN

TABLE

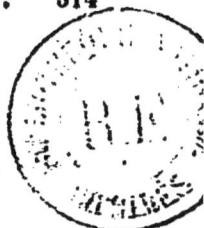

Imprimerie générale de Châtillon-sur-Seine. — A. PICHAT.

www.ingramcontent.com/pod-product-compliance
Lightning Source LLC
Chambersburg PA
CBHW060401200326
41518CB00009B/1217